JN244138

思量と願い

精神医学の風景

神庭重信

九州大学出版会

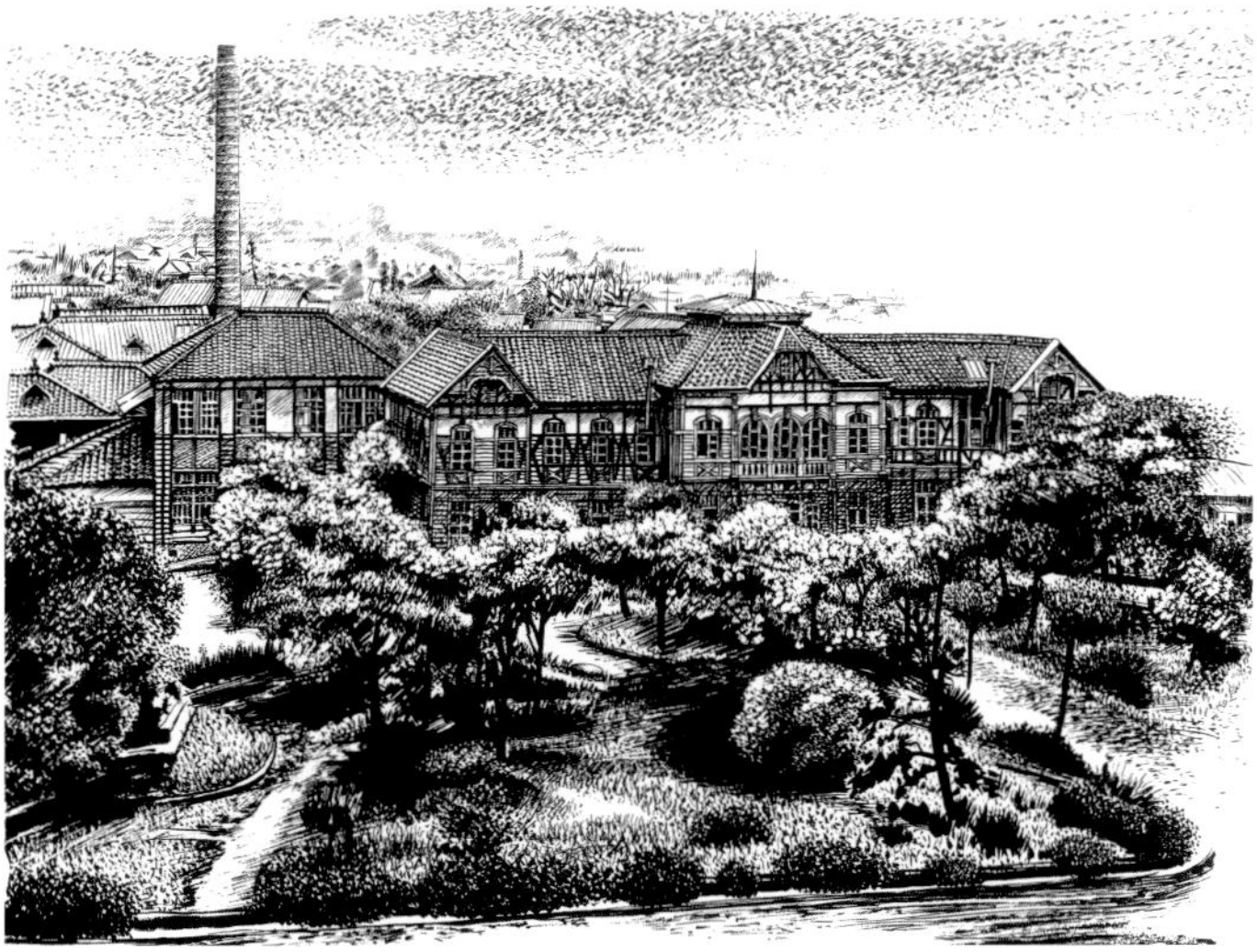

九州帝国大学精神病学講座 本館（明治43年9月竣工）
下田光造先生時代の精神科婦長であった須河内トモエ様（後、九大病院総看護婦長）により教室に寄贈された絵。当時の患者さんが描いたと言い伝えられている。

まえがき

本書は、精神科医となって四〇年になった筆者が書き綴ってきた小論、エッセイ、挨拶の言葉などを纏めたもので、前作の「思索と想い―精神医学の小径で」[1]の続編にあたる。前作に載せきれなかった文章とそれからの五年間に書きためたものを収載してある。

冒頭、本書のあらましを紹介したいと思う。ちなみに文を書くとき私は、特定の人物や対象を読み手として想定し、その相手に向けて、私の想いや考えがよりよく響くように、言葉を選び、論を練り、幾度となく推敲することにしている。

第一部「精神医学との対話」は、精神疾患なかんずく私が専門とするうつ病を論じており、精神科医療に関わるすべての方に向けて執筆した小論集である。続く第二部「日本精神神経学会によせて」は、精神科医へと対象を絞り込み、若干専門性の高い議論とともに、精神医学・医療のさらなる発展への願いから構成されている。

第四部へ飛ぶと、ここには二〇一一年に創刊した教室通信「Enigma」の教授挨拶が集められている。この教室とは九州大学医学部精神科のことであり、Enigmaとは「謎」のことである。精神疾患の謎を解こうとしている教室の姿を暗示している。教授挨拶は、「教授は忙しそうにしていて、教室で姿をあまり見かけないが、官庁の会議だ、国際学会だと称して遊びに行っているのではないか」、などと訝しがっている教室員、同門会員に向けて言い訳がましく公開した行状記のようなものである。折々の教室の風景も垣間見て頂けるだろう。私の人となりや考えをある程度知った上で精神医学論を読んでみたいと思われる方は、第四部以降を先に読まれることをお勧めする。

そして最後の第六部には、私が属する日本キリスト者医科連盟の雑誌「医学と福音」に掲載された文を集めた。寄稿文の対象はプロテスタントの医療者達である。実はそれと気づかないことが多いのだが、医療職という職業が、科学技術と人間的同情に加えて、聖書の教えから得るものが多いことは、信仰に導かれた偉大な先人達の業績の中に説得力をもって示されていると思う。

残る第三部「おくる言葉」には、私が精神医学の諸活動を進めてきたなかで個人的に親しく交際を持たせて頂けた方々へ向けておくった挨拶文を収めた。そして、「キャンパスの風景」と題した第五部には、やや畏まった教室の紹介と、九州大学医学部硬式庭球部の顧問として部員へ向けた願いを載せた。

概要の紹介が長くなってしまったが、次に、本書を読んで頂く上での予備知識として、私の研究歴と学問上の立脚点についてお話ししたい。

精神科の研修医のときに（一九八〇）、病棟で躁病の患者さんを受け持った。その方は激しく高揚していて、大きな声で話し、片時もじっとしていることができなかった。当時頻用されていた抗精神病薬ハロペリドールを処方したが、高揚感は一向に治まらない。量を上げても、体がふらつくだけであった。開放病棟なので、四六時中目が離せない状態が続いた。こちらが参りそうになった頃、精神薬理学の教科書には記載されていても、当時はまだあまり使われることのなかったリチウムを処方した。するとしばらくして、興奮状態は潮が引くように治まりだし、やがてその方は本来の折り目正しい人柄に戻られたのである。精神科医になりたての頃の、この圧倒されるような経験以来、私はリチウムをはじめとする向精神薬の作用機序と双極性障害・うつ病などの気分障害の生物医学的病因の謎に取り付かれてしまった。そして気分障害を理解しようとしているうちに、人の情動や感情（以下、情動）とその進化上の意味にも深く惹き込まれ、情動の科学と進化心理学へと関心は広がった。

動物が哺乳類へと進化したときに、その脳は情動の座である大脳辺縁系を獲得したといわれている。チャールス・ダーウィンが述べたように、情動には、それが快であれ、不快であれ、生存上有利な何らかの働き（生存価）があるはずだ。ヒトは誰もが、生きるために情動をもって生まれてくる。しかし、情動は、それが制御できなくなるときに、私たちを苦しめるのだ。気分障害、不安症はもとより、強迫症、パニック症、ＰＴＳＤなどは、情動と密接な疾患であり、その病態は情動回路を巻き込んでいるに違いない。認知機能の障害が主体ではないかと考えられている統合失調症でも、患者を苦しめるのは情動である。たとえば、患者は、不気味な妄想気分、被害的な幻聴や妄想に怯え、自我障害に緊迫感を覚え、怖さゆえに興奮し、時に衝動的になる。認知症では、記憶力や判断力がおぼつかなくなるが、それ故に生まれる不安や失望が患者を苦しめ、さらに激しい精神症状を導くのではなかろうか。デイヴィッド・ヒュームあるいはバートランド・ラッセルの言葉として知られているように、理性は情動の奴隷なのである。

私はしたがって、情動のメカニズムを深く知り、その安定をもたらせるならば、患者は苦悩から解放されるのではないだろうかと考えた。そして情動の研究を進めるうちに、情動が免疫機能に深く関わることを知った。それまで免疫系は中枢神経系の調節を受けない、唯一の閉じたシステムだと考えられていたのである。精神疾患の病態に免疫異常が関与している可能性を示した私たちの一連の研究は、この領域の先駆けとなり、今日、世界中で盛んに研究が行われている。

精神医学の道を歩み始めた頃には、迂闊にも予見できなかったことが二つある。研究対象とする精神疾患が、心理次元の動きや社会・文化の影響を強く受けて現れること。すなわち生物医学（物質世界）の問題と思える精神疾患の脳病態が、良い方向にも悪い方向にも、非物質世界からの影響を常に受けていることを、臨床の現場で確信していった。そして、最善の治療結果をもたらすためには、それぞれの世界で有効な手段を動員する以外にはないことを納得した。このことは精神医学の教科書に生物・心理・社会モデル（ジョージ・エンゲル、一九七七）として記載されていることは無論知っていた。それが抽象的な構成概念に止まっており、具体的な治療の手続きを導けていないという批判はあるとして、精神疾患の欠くべかざる理解を提供していることは間違いない。脳は、生体内部で作動

（たとえば恒常性維持）するだけでなく、他の個体・集団あるいは社会や文化とインターフェイスをもち、自己と他者とを繋げることができる唯一の臓器なのである。このことを身をもって体験するには悪戦苦闘の臨床経験が必要だった。少し言い訳がましいが、脳を研究したからこそ、この意味がより深く理解できたのではないかとも思っている。

もう一つ予想外だったのは、生物医学的に精神疾患に迫るとき、研究者としての姿と臨床医としての姿との乖離の大きいことであった。したがって自らの職業のアイデンティティを確認するために、精神疾患とは何か、精神医学とはなにか、そして精神科医はどうあるべきかを考え続ける必要に迫られた。私なりに達した答えは本書の中に現れていると思う。

なお、本書に再掲した原稿の出典は文章の末尾に記載した。今回の出版にあたりすべての原稿を加筆修正した。

（1）神庭重信、「思索と想い―精神医学の小径で」、慶應義塾大学出版会、二〇一四

目次

第一部　精神医学との対話

【総論】

【うつ病論と精神療法】

第三部　おくる言葉

第四部　教室の風景

第一部

精神医学との対話

【総論】

こころを支えるということ

一八五八年、フランス、ピレネー山脈の都市ルルドに住む十四歳になる娘ベルナデットが、郊外のマザビエルの洞窟に薪拾いに出かけたときに、貴婦人が現れて話しかけてきた、と周囲に報告した。その話の内容から、その女性が聖母マリアではないかとされ（聖母御出現）、貴婦人が聖母であったかどうかが論議されるうちに、予言の如く泉が湧き、その泉の水にふれることによって、不治の病に侵されながらも治癒する患者がいることが知れわたった。以来ルルドはカソリック教徒の巡礼地の一つとなった。毎年五〇〇万人の人がこの地を訪れ、今日でも医師から見放された病を抱え、神の救いを求める患者の巡礼が絶えることはない。

ルルドでみられる現象をめぐってはさまざまな議論が巻き起こった。ノーベル生理学・医学賞を受賞したアレクシー・カレル（「人間、この未知なるもの」の著者）や神経学に名を残したフランスの医師ジャン・レールミッテなどは、一部の患者の治癒が超自然的な癒しであることを認めている。当時のパリにいた偉大な精神医学者のジャン・シャルコーですらが、サルペトリエール病院の精神疾患を抱えた患者を巡礼列車に乗せてルルドへ旅立たせたと聞けば、驚く精神科医や神経内科医はきっと多いはずである。

ちなみに一九八四年に英王立医学会雑誌に載った研究報告によると、一八五八年以来二〇〇〇万人もの患者がこの地を訪れ、そのうち六〇〇〇人が治ったと述べ専門医の診察を受けたという。ただし、バチカンが設定した厳密な基準に該当する「奇跡」の治癒はわずか六四名に過ぎなかった。しかもその病気は、がん、結核などの感染症、そして今日では自己免疫疾患とわかっている数々の病などで、いずれも免疫が深く関与し、自然寛解や自然退縮が起こりうる病気である。

ルルドの「奇跡」が「神の治癒」だったのか、単に「奇跡的な治癒」だったのか、私にはわからないし、ここで議論する問題でもない。ただ思うに、医師からも見放されたうえに、自らも支えを失い、生きる意欲を失ってしまったならば、それが、いかなる理由であれ、治癒もまたなかったのではなかろうか。

ルルドの話を聞いて改めて思い知らされることは、人は誰でも、癒され支えられることが必要な時がいつの日にか来る、という事実である。ある人は障害を持って生まれ、ある人は健康に生まれる。またある人は貧しく、ある人は裕福に生まれてくる。人生は不平等に始まる。しかしやがては、年をとり、病に侵され、誰しもがみな不帰の人となる。誰しもがみな、希望を失い、絶望し、自らの運命を知り、社会から拒絶されたような孤独を味わう時がくる。

いま仮に、医学的にこれ以上手の尽くしようのない病を抱えた患者が、ルルドへ行きたいと主治医に伝えたならば、医師はどのように答えるだろうか。多くは即座に止めるだろう。他の民間療法についても同じような態度をとるに違いない。現代医学を絶対的なものとして学んだ医師は、科学的思考を教育され、身につけていることを誇りとしている。だから、根拠のないことを勧めることには戸惑いをもつ。ましてや民間療法のように、患者の身に危険が及ぶ可能性が否定できない場合にはなおさらである。だからといって、医学的になすすべのない患者に、その代わりに何ができるのか、おそらく、大多数の医師は、答えに窮するだろう。

このこと自体で、医師が責められるべきではないのかもしれない。もはや医学的治療の対象とならない患者に、他に何をしてあげられるかを考えつかない、そのような科学に偏りすぎた思考や態度を養った医学の風潮にこそ問題がある。

古今の医学の大家は「こころを癒す」ことの治療学的な意味、心身相関の存在を見抜いていた。ヒポクラテスは、医術を何よりも病める人、悩みを負った人に対する「愛としての癒しの技術」としてとらえた。かつてウィリアム・オスラー卿は、臨床医に求められる条件として、「明晰な頭脳と親切なこころ」を掲げた。生理学者のウォルター・キャノンも、医師の大きな務めは、患者に「希望と激励」を与えることであり、それが「防衛と治癒の力（いわゆる自然治癒力）」を最善に保つと述べている。

こころのあり方が免疫系に影響を及ぼし、時として免疫系がこころのあり方に影響する、この「こころと免疫との心身相関」は、精神免疫学が明らかにした、古くてもっとも新しい「からだのもつ知恵」であり、こころを支えることの深い意味を教えてくれている。

もちろん生体の治癒力にはかぎりがある。こころの体への影響力も、その圧倒的な病の生物学的な力の前では太刀打ちできないことの方が多いだろう。その時でさえ、一人の医師の適切な言葉で、無力感や絶望感の淵から、不思議なくらい希望がわいてくることがある。そしてその人が生きた時代の医学が提供できる最善のケアやサポートが生きることもあるだろう。

医学における科学至上主義は、ややもすると人間性を軽視する傾向を生む。逆に、医師が、たとえ優しさからとはいえ、感情に流され過ぎれば、倫理的あるいは法的基準に照らすことなく、不適切な行為に及んでしまうこともあるだろう。かつて現実に一人の医師が、患者本人の意志を確認することなく、家族の希望に押し切られる形で、薬物投与による安楽死に及んだことがあった。

私は、すべからく医師は、「生命科学が教えてくれる普遍的・客観的な事実」と、「個人を前にして求められる経験知」と、そして「親切なこころ」とをもって、病める人に臨む技を持つ者であると理解している。しかし自然科学はこころを扱うことを拒み、経験は時に独断に姿を変え、親切なこころは水先を見失いやすい。そのうえ、これら三者は必ずしも互いが親和性の高い性質のものではない。だが、優れた医師を決めるのは、「自然科学の知識」と「経験」と「親切なこころ」をよく臨床に生かせる技をどれだけ身につけ、そして患者に何をもたらすことができるかである。

現在の医療の質に満足している患者や家族は多くはないのではないだろうか。今より質が低下してもよい、と思う人など皆無であろう。医学研究や医薬品の開発研究がこれ以上進歩しないでよい、と思っている人も少なかろう。なのになぜ、医療費の削減がわが身の問題として切実ではないのか。単に、健康な人にとって、病者のことが他人事だからなのだろうか。いやそうではあるまい。医師や医療が信頼されていないからである。

私にこれを語る資格はないかもしれないが、本当に明晰でかつ親切な医師はどれほどいるのだろうか。患者には医師を選ぶ権利が保障されているとはいっても、優れた医師が少なくては選びようがない。その国の医療の質を決めるのは、優れた医師の数であり、その医師達の力が十分発揮できる医療環境ではなかろうか。そして病めるときには誰もが、その医師の知恵と経験と優しさを受けることができる公平さであるに違いない。

最先端の医学や医療技術の進歩は、電子技術か物理・化学の発見と同様に取り上げられる。もちろんこれに異論はない。しかし、臨床医学の現場もこうした価値観の影響を強く受け過ぎているように思う。いくら医療技術が進歩したところで、それだけで医師が尊敬され医療が信頼を取り戻せる時代は訪れないに違いない。

自然科学に偏りすぎた医学は、切り放された「こころと体」の対話の重要性にふたたび目覚めるべきである。オスラー卿が言ったように、「医師を信じることで回復する患者がいる」のであって、医師への信頼のないところに十分な回復もまたない。

(『こころと体の対話―精神免疫学の世界―』文春新書、一九九九年)

【総論】

人と感情──進化はなにをもたらしたか

（九大精神科同門の）林道彦先生から、先生が理事長を務める朝倉記念病院開院三十五周年記念誌に寄稿するようにと誘っていただいた。光栄なことなのでその場でお引き受けしたが、知ったかぶりをして病院のことを書くわけにもいかず、どのような話が相応しいのかもわからずに、時間だけが過ぎてしまった。そこでエッセイのテーマになりそうな妙案が浮かばないかと書架の本の背表紙を目で追っていたとき、チャールズ・ダーウィンの歴史的著書 *Expression of the Emotions in Man and Animals*（邦題、人及び動物の表情について、浜中浜太郎訳、岩波書店）が目にとまった。七年前にドイツの友人マルチン・ブリューンを日本統合失調症学会（九大精神科が主催）に招いたとき、彼からお土産だと渡されたものである。彼もまた進化心理学に魅せられている精神科医の一人で、知り合ってかれこれ二〇年になる。

この本の大きさは、縦二〇センチ、横一三センチ、厚さ四センチ。三七四ページの厚手の紙が、モスグリーン色をした分厚い紙のカバーで閉じられている。表紙をめくると一八七二年出版とある。本書がはじめて世に出た年に間違いない。なんと初版本だったのだ。過去一五〇年の間に、いったい何人がこの本を手にしたのだろうか、ちょっと乱暴に扱えばカバーがちぎれそうなほどに綻びている。しかし、ダーウィン進化論に魅せられている者にとっては聖書である。とてつもない贈り物だったのだ。

このような次第で、ありふれた主題になってしまうが、情動や感情（以下、感情とする）のことを、進化にも多少触れながら、書いてみたくなった。

精神疾患は感情の障害を巻き込んで起こってくる。気分障害、パニック症、強迫症、恐怖症、適応障害やPTSDなどはまさに感情の病である。認知機能の障害が一次障害であると考えられている統合失調症でも、周囲をしっかりと理解できないために、患者のこころは恐怖で震えている。妄想や幻覚は、それが了解できないとしても、患者の抱える恐怖には共感することができる。いや私たちは、共感しなければならないのである。パーソナリティ障害も認知症の精神症状もまた、感情の強い動揺が基底にある。そこで次に、私たちがもつ感情の意味を進化生物学の視点から考えてみたい。

脳の原器は五億年前の海洋生物ホヤに発生したと言われている。爬虫類から哺乳類へと進化したときにピエール・ポール・ブローカが命名した le grand lobe limbique すなわち大脳辺縁系が大きく進化する。人はみな、基本的な生命維持機能である自律神経機能に加え、快・不快という基本的感情を備えて生まれてくる。これは感情が個の生存と継承を巧みに保証しようとする装置だからである。たとえば、乳児にとって空腹を知らせる唯一の手段は泣くことである。乳を与えられて快に満たされるならば、乳首から口を離し、穏やかな眠りにつく。口に含んだものがまずければ、不快な感情とともに嘔吐反射が誘発される。快・不快は、全身の動きを伴って表現され、乳児が他者と交信できる唯一の手段でもある。

やがて成長に伴い、運動・感覚系機能、認知・記憶系機能、言語系機能が発達すると、人は鮮明な意識をもち、明晰に考えることができるようになる。現象としての世界を把握し、自己と他者の存在を知り、お互いの気持ちや考えを理解して、協力行動が生まれる。時には、相手の意図を読み、裏をかこうとして、恥や自責と誇りの間で揺れ動くこともある。そうかと思えば、共感、愛、利他行動のような、高度な感情を示して、複雑な人間関係を築きながら集団に帰属して生きる。真と偽、善と悪、美と醜を認識し、超越した存在を概念化できる存在へと長い年月をかけて変わってゆく。

一方で私たちには、悲哀、失望、うつなどの強い負の感情が備わっている。親しい人を失ったときには悲嘆に暮れ、夢が破れるならば絶望のうちにもがき苦しむ。悲しみやうつは免疫系を巻き込んで身体機能を低下させる。これら負の感情は一見すると個の生存に不利のように思われる。しかし、これらの感情は私たちに何かを教えようとしているのではなかろうか……。

やがて老いて脳の萎縮がおき、認知機能が大きく損なわれる時がきても、感情は最後までその活動を維持し続け、人であることを証する。このことをよく表した、ドイツの作家エーリッヒ・ケストナーの一文を紹介したい。ちなみにぼくは今でもこの児童文学作家が好きである。

ケストナーが、認知症のために療養所に生活する母親を見舞った時のことである。彼の母親は、自分の身の回りのことはみな忘れ、すでに人の顔を認識できなくなっていた。人影に気づいた母親は、

「わたしにうなずきかけ、こうたずねた。『エーリッヒはいったいどこにいるの』母は息子のことをわたしにきいたのだ。わたしは胸を締めつけられる思いがした。母が放心状態で橋の上に立っていたあのときのように。（中略）今、母の目は、わたしをさえ、彼女の唯一の目標と幸福であったわたしをさえ、忘れてしまった！　だが、忘れたのは目だけで、母の心は忘れていなかった。」（わたしが子どもだったころ、高橋健二訳、岩波書店より）

人の一生は、遺伝子に起きる突然変異、減数分裂の際の染色体間の乗り換え、エピゲノム修飾、受精卵の着床の成否、妊娠中の胎内環境、出産時の条件、そしてその後の長い年月をかけた成長過程で出会うさまざまな出来事からなる。これらすべては偶然と必然とが綾なす世界である。人は、その誕生の時から生命を終えるまで、不幸な偶然に弄ばれ、あるいは幸運をはずみとして生きる存在である。そのつど感情に支配されながら、その人が生きる社会の歴史の流れの中を生きる。

このことを人間行動遺伝学の知識を援用して加筆するならば、以下のようになる。環境があって初めて目覚める脳の遺伝子がある。その遺伝子の働きを受けた行動は、周囲の環境を変えていく。環境は再び個人の感情、認知そして行動に影響を及ぼし、脳の遺伝子の働きが再び修飾される。これは遺伝子—環境相関と呼ばれる。単純な例を挙げるならば、不安の強い気質を生む遺伝子群をもつ子供が、同じく不安の強い親の元で育てられるならば、その子はますます不安の強い子供に育つだろう。しかしおおらかな親の元で育つならば、もともとの遺伝的気質は環境によって抑制されるに違いない。多くの精神疾患の形成過程にもこの遺伝子—環境相関をみることができるはずだ。精神医学は、遺伝か環境か、脳か心理か、という二者択一の議論を離れ、両者がどう関わり合うのか、という問いへと向かっている。

脳の遺伝子と環境はこのように、感情と行動を介して、相互に影響を及ぼし合う。さらに、遺伝子は文化や時代精神とも作用し合い、環境や文化は特定の精神疾患を生む土壌となる。そもそも二〇万年前に大きな進化を終えた私たちの脳は一六〇人前後の集落での共同体生活に最も適しているとも言われる。精神疾患の生涯罹患率が二四％（米国では四六％）を越えるのも、診断のインフレーションというクリシェだけに帰することはできない。

生物三八億年の進化は感情を生み、人は最も高度な感情をもつようになった。感情は精神疾患の構成要素であり、人が環境や文化と関わる媒体でもある。〝感情〟はありふれた言葉であるが、私たちが知らないことが未だに多すぎる。だが近い将来に、脳についての私たちの知識は爆発的に増え、進化生物学も飛躍的に進歩する日がくる。そのとき、感情の生得的で普遍的な構造と、それが変形され精神病理として現れる仕方と、さらにはその恒常性を取り戻す仕方とを、深く理解できているに違いない。

（『朝倉記念病院開院三十五周年記念誌』二〇一七年）

文化・こころ・脳

【総論】

第一九回多文化間精神医学会学術総会を、二〇一二年六月二十三日と二十四日に、九州大学医学部百年講堂で主催させていただいた。メインテーマを「文化・こころ・脳」とした。精神医学における文化の問題は、かつてアイヌのイム、東南アジアのラターやコロなどで盛んに研究され、近年ではパリ症候群と呼ばれるような、異文化に暮らす人々に起こる特徴的な精神障害の問題へと展開されてきた。また、摂食障害やいわゆる現代型と称される〝抑うつ〟が文化社会の変化と連動している可能性も指摘され、サブカルチャーと精神疾患との関係が注目されている。

人は特定の文化の中に生きることにより、それに適した文化的行動を身につける。それとともに、そうした文化的行動を身につけた人が生きる中で、文化内の諸資源を取捨選択して、特定の文化を維持していく。人間行動の大部分は文化的に条件づけられている。文化が好ましいとして助長する行動を構成員は受け入れていく。

こころは、マインドとメンタリティに分けられ（本書八四頁参照）、前者は不変で普遍なもの、人類に共通する神経機構を基盤とする機能であり、後者は文化により変容し、その文化に最も適したこころのプロセスとして、取り込まれ、やがて内在化して、無意識的行動となりうる。したがって精神疾患として括られるものも、マインドに結合した病気からメンタリティを基盤とする病気へと分布しているように思われる。

こころの第一の特質は、その社会性にあると考え、意識の社会的生成過程を研究するヴィゴツキアン・アプローチをとり、精神疾患と文化的、歴史的、制度的な条件との関係性をとらえてみたいと思う。系統発生と個体発生に注目するだけでは、高次精神機能の発生を説明できないとレフ・ヴィゴツキーは考えた。原始人を文化人に変えた歴史的発生という大きな軸があり、文化・社会に応じて、極めて多様な形態を取るため、人の行為は複雑で多様なものとなる。こころは人間的環境への適応の産物であり、また適応の道具でもある。

筆者はかつて、うつ病で問題となる個人のパーソナリティは、遺伝的影響の濃い生得的な領域と養育環境の影響を強く受ける可塑的な領域とから成ることを議論し、両者の交互作用（遺伝子・環境交互作用）の上に、うつ病の病前性格としての執着気質の形成機序を考察した。さらに、うつ病者の病前性格の変化を養育環境の受け皿である文化や時代精神の変化との関係に踏み込んで分析した「現代社会とうつ病」論を展開した。

会長講演ではさらに、文化的習慣が不均衡状態となり、どのような行動を選択するのが文化的課題として理に適っているのかが曖昧となっている、昨今の日本の集合的行動文化を分析することで、うつ病の諸形相との関係を考えた。また後半では、文化神経科学と呼ばれる研究の成果を紹介しながら、これまで十分に言及できなかった、脳と文化の共同構成を例示しつつ、精神疾患が時代とともにその姿を変える仕組みを推定した。

（第一九回多文化間精神医学会学術総会にて、福岡、二〇一二年）

呉秀三記念フォーラムにて

日本精神衛生会の資料によれば、本会は世界でも古い民間の慈善活動の一つとして、明治三十五（一九〇二）年、すなわち呉秀三が、ドイツ留学より帰朝した翌年に創設した精神病者慈善救治会に端を発し、その後幾多の変遷を経て、昭和二十五（一九五〇）年に現在の組織が発足。また、精神病者慈善救治会は、貧しい患者のために慈善音楽会やバザーなどを開催して補助を与えたり、啓発のための講演会や雑誌「心疾者の救護」を刊行したりしたとあります。

ちなみに日本精神神経学会の前身である日本神経学会は、同じく呉が明治三十五年に三浦謹之助とともに設立したものです。当時の会員数はわずか二〇〇人でしたが、現在では約一万八〇〇〇人（うち専門医約一万人、指導医約七〇〇〇人）を超え、しかも五〇近くの委員会が活発に活動するまでに発展しています。

呉は、クレペリンの精神医学、ニスルの病理学、ピネルの非拘束主義をもって帰朝したといわれています。この一〇〇年に、疾患概念と分類は一定の形をなし、疾患の特徴はより明確になり、薬物療法と精神療法はともに大きな進歩を見せ、治療にあたっては患者の人権や価値観を最大限重視する医療へと姿を変えてきました。一世紀を経て、隔世の感がある一方で、どの行く手にも解決しなければならない難問が立ち塞がっています。精神疾患に付随する偏見もいまだに根強いものがあります。反論もあろうかと思いますが、精神医学は本来付与されるべき尊敬を勝ち得た学問であるとは言えません。

「精神医学の歴史」、*History of Psychiatry*など、和文英文を問わず、歴史を扱う書籍が幾冊となく刊行されます。このことは、精神医学の過去を振り返り、再び過ちを繰り返さずに、自らの医学の課題と向き合って行くことが求められているからであり、紛れもない過ちの一つが「精神病者監護法」すなわち私宅監置であることは論を俟ちません。呉はこの制度が間違っていることを、実情調査が明らかにした悲惨な現状を証拠として訴え出て、法改正と病院設置にむけて働きかけたのです。

医学とは、社会を構成するすべての人がよりよく生きるための社会的公器の一つであり、その実践のためには、自らの学問を高めその成果を社会に還元するとともに、必要とあらば社会のあり方にも強く働きかけて変えていく社会的役割を果たさなければなりません。精神疾患やメンタルヘルスの問題が急速に大きくなっているわが国では、精神医学がその役割を十分に果たす必要があり、日本精神衛生会と日本精神神経学会とは、今後もさらに協力しつつ、それぞれの活動を推し進めたいと思います。

（呉秀三「精神病者私宅監置ノ実況」刊行一〇〇周年記念フォーラムにて、東京、二〇一八年）

精神疾患の克服をめざして

社会産業構造が高度化するなか精神疾患の社会負担が大きいことが言われる時代になり、「脳とこころの健康大国」が、政府の成長戦略の一つの柱に位置づけられた。私が精神科医を目指した四〇年前には、このような状況はまったく予想できなかった。

精神と脳には漠然と関心を持っていたが、精神医学が忘れられなくなったきっかけは医学部五年生の精神科病院（当時は精神病院と言った）への学外実習だった。その病院は郊外の住宅地の外れにあった。精神科の指導医は、すきま風が入り込む一方で悪臭もただよう古ぼけた女子閉鎖病棟へと私を連れていき、「しばらくここに居てごらん」と言い残して、病棟の鍵を閉めて出て行ってしまった。初めて入る閉鎖病棟だった。〝興奮した人が入る病棟〟だと思っていたので、正直言って不安と緊張に包まれてしまった。ちなみに当時の精神病棟の様子は、北杜夫の小説「どくとるマンボウ医局記」や帚木蓬生の「閉鎖病棟」で読むことができる。

この病院では、ときどき見学にやってくる医学生にこのような曝露体験をさせる習わしがあった。患者さんたちが物珍しそうに集まってくる。正直言って気圧されたが、それに気づかれまいと平気を装って話をしているうちに、やがてなれた。しばらくすると、先ほどの医師が戻ってきて「時間だから帰宅してよい」と言った。学外実習は、ただこれだけだったのだ。

どうやって駅までたどり着いたのかは覚えていない。穏やかな陽だまりに包まれ、プラットホームの椅子に座り、なかなか来ない電車を待っているときのことだった。「先ほど会った患者さんたちは、これから都心へ帰ろうとしているぼくと違って、何十年をそして人によっては一生涯を、あの病棟の中で暮らすのだ。この世には、かくも悲惨な病が不治のままに残されているのか」という考えに押しつぶされてしまい、しばらく立ち上がれなかったことを今でも鮮明に覚えている。

この強烈な体験は、大半の医学生たちを精神医学から遠ざけたはずだ。しかし例外的に少数のものにとっては、精神医学を捨て去れない体験となるらしい。その理由は様々である。自分なら彼らをよくすることができると思った者、精神症状を深く分析したいと思った者、患者たちが気の毒、あるいは可愛らしいと思った者、手先が不器用でも体力に自信がなくてもやれそうだと思った者、そして私のように、彼らの脳のなかでは何が起きているのかと強烈な不思議を抱いた者など、様々だと思う。このどれにも当てはまらないと精神科医になろうとは思わないだろうが、この稼業を長くしていると不思議なことに、この全てが当てはまるようになる。

四〇年が過ぎ、閉鎖病棟も快適なアメニティを備えるようになり、治療薬や精神療法の種類も増え、自立支援のための社会資源も充実した。患者が地域で生活しやすい時代となった。しかも各国が脳研究に力を入れる時代となった。アポロ計画やゲノム計画なみのBRAIN Initiative（USA）、

Human Brain Project（EU）、Human Connectome Project（NIH）、脳科学研究戦略推進プログラム（文科省、AMED）、Bleu Brain Project（IBM、スイス連邦工科大学）などである。医学と薬学とが総力を挙げて、いつの日にか複雑の極みである精神疾患を解明し、病態修復に働く治療薬を生み出してほしい。

かつて精神科では患者たちを隔離していた時代があったらしい、と言われることが私の本望である。

（『ファルマシア』五三巻七号、二〇一七年）

メンタルヘルス対策に望むこと

【総論】

今日は平日の月曜日で、朝の八時を少し回ったころである。ぼくは東京丸の内のコーヒー専門店にいてこの原稿を書いている。窓の外では、東京駅から人々が潮のように押し寄せてきては各々のビルへと去って行く。ぼくは、このあと向かおうとしている企業に、平成元年から今に至るまで、非常勤嘱託医として勤務してきた。

企業の健康相談室では、病院にいては得られない経験ができる。なかでも、職場ごとに違いはあっても、その時代精神、経済状況が企業で働く者のメンタルヘルスに直接に影響を及ぼすのだという事実を目撃することができたことは大きい。

その当時すでに「過労死」は一般的に使われていたが、もっぱら身体疾患が注目されていたのであり、メンタルヘルスへの対策は先進的な大企業でようやく始まったばかりであった。その後起きたいわゆる電通事件（一九九一）は、うつ病という精神疾患を国民の誰もが知る病気へとたちまちのうちに変えてしまった。そして職場の安全配慮義務をめぐる紛争が法廷に持ち込まれだすと、大手企業の人事部は素早く対策を打った。あちこちの企業から慶應の精神科医局（当時の所属先）に精神科医の派遣要請が相次いだ。ぼくも、短期間であったが、官庁や大手新聞社の健康相談室に勤めたことがある。

話が飛ぶようであるが、この展開と無関係に思えないのが、典型的な内因性うつ病の減少である。もっとも大学病院と企業の診療所で診ているぼくの患者に少ないだけなのかもしれない。あるいはよく言われるように、社会の精神風土が内因性うつ病の病前性格、すなわち執着、几帳面、熱心などを以前より強く育まなくなったことも一因かもしれない。ともに、うつ病の啓発が進み、職場、家庭、教育現場などでメンタルヘルス対策が進んだことも大いに関係しているのではなかろうか。

メンタルヘルス対策がもたらしたものは、病気の進展・悪化を早期介入で防ぐという意味で、血圧への健康意識が脳卒中の減少へとつながった現象と似ているのではないかと思う。つまり、この間の諸活動により、抑うつ症状への気づきが健康意識に一定程度は組み込まれた。加えてうつ病のイメージがかつての精神病から〝コモンな病気〟へと変わり、たとえ発症しても、精神科への早期受診や入院治療などが以前より抵抗なく行われるようになり、症状の重篤化を食い止めることができるようになったのではなかろうか。

その代わりに増えてきている病名が適応障害である。適応障害は、さらに重い精神疾患へのゲートウェイ（前駆状態）だということがわかっている。しかし鼎談でも話し合われたように、長いことゴミ箱診断（注：どの診断にも当てはまらない疾病にとりあえずつけておく診断）とみなされていたためか、適応障害についての研究は未だに少なく今後の研究が待たれる。

「現在われわれにできることで、まずやらなければならないことは、貧困と無知に対するたたかいだ、貧困と無知とに勝ってゆくことで、医術の不足を補うほかはない、わかるか」（『赤ひげ診療譚』より）。これは、山本周五郎が、〝赤髯〟の口を借りて、医師になりたての保本登に向かい、叩きつけるように言わせたことばである。医術が進歩した今も真実をついた言葉だと思う。きっとそれを裏づける疫学データもあるだろう。

目の前の患者さんへの医療提供とともに、私たちは社会へと働きかけ、貧困はともかくとして、少なくとも無知による病を予防し減らしていく努力を続けなければならない。今日、「無知」からの解放とは、うつ病をより良く理解するための研究および予防法、診断・治療法の研究を推進し、そこで得られる知識をさまざまな形で社会に還元し、うつ病とその隣接疾患の実像を広く知ってもらうことなのだと思う。

（神庭重信、坂元薫、樋口輝彦著『気分障害の臨床を語る　変わること、変わらないこと』座談会を終えて、創元社、二〇一八年）

私のうつ病論

うつ病はまぎれもなく生物学的な問いの対象でもある。であるならば、エルンスト・W・マイヤーの言うように、どのような機序でうつ病が起こるのかを解明する研究に加え、人はなぜうつ病になるのかという進化的説明を考えることも欠かすことができない。

筆者は、遺伝子・細胞レベルから神経生理学的現象・システム回路論にわたる研究に加えて、〝なぜ〟を問う進化心理学の世界にも関心をもってきた。疾病を進化（系統発生）の視点から考えると、個体発生（ontogeny）への関心をもたざるを得ない。継時性と内的連関を読み解く試みは、発達が、つねに変化する養育環境、そしてその背景となる社会・時代精神・文化的環境のなかで生起することへの配慮を求める。なによりも病前性格の形成から発症の誘因―状況を含めたうつ病構造の理解を進め、それを復帰支援へと援用することの重要性は自ずと明らかである。

私は、診察室や企業の健康相談室で数多くのうつ病の治療に携わりながら、一方で気分障害の生物学的基盤の解明をめざして基礎的な研究に従事してきた。また、より有効な治療薬の開発をめざして臨床研究にも幾たびか参加したことがある。こうした経験のなかで、生物学の対象として、つねにうつ病の明確な輪郭と定義を求めてきた。しかし精神疾患は実体が未知であり、対象を捉える手段が精神病理学である以上、この精神病理学にも無関心ではいられなかった。本書はこうした筆者の過去一〇年にわたる論考と研究と経験のなかで折々に考察を繰り返し纏めてきた一〇編の論文を載せた論文集である。今回の論文集の出版に当たり、各論文はぎりぎりまで改訂を重ね、新たな情報や考察を書き加えた。

従来、うつ病と言えば、内因性うつ病が主たる対象であり、メランコリア（ＤＳＭ）の症状を伴い、焦燥感が強く、自殺の危険は高いものの、静養と精神療法に抗うつ薬療法やＥＣＴを組み合わせることで、比較的良く改善するのが常であった。周知のように、患者はもっぱら中高年であり、几帳面で責任感が強く、仕事熱心で、規範的・模範的であると賞賛される人たちである。その性格特徴は、メランコリー親和型あるいは執着気質と呼ばれる。

執着気質とは、これも周知のようにかつて九州帝国大学教授であった下田光造（一九四二）により、うつ病や躁病を一元論とする「躁うつ病」の病前性格として抽出されたもので、偏執、熱中・熱狂、強い正義感を三徴とする性格のことである。厳密に言うと、（単極性の）うつ病に限った病前性格ではないが、これらの特徴を弱力化し、それぞれ強迫、几帳面、真面目に置き換えると、Ｈ・テレンバッハのメランコリー親和型に近接する。

私は、九州大学精神科に赴任したのち、医局に残された文献と伝承とを頼りに、下田らの業績を調べ直し、その現代的意義を問い直したことがある。それが第一章「下田執着気質論の現代的解釈[1]」である。彼の理論の傑出した点は、病前性格から病相へと進展する構造の発見にある。すなわち、内因と呼ばれてきた、生物学的基盤を揺るがすほどの心因が生まれる機序に、自らの性格が関与することを言及したことに他ならない。性格を舞台として、この内因と心因とが相互構成的に病相を形成する、という解析は、病前性格論では下田の先をいくE・クレッチマーにおいても見事に欠失している。下田学派の先見性はこの当時世界に類をみないのである。

さて内因は、その後神経生物学的研究においては、脳の脆弱性と呼び換えられ、遺伝子レベル、細胞レベル、回路レベル、脳局在レベルで研究が行われてきた。これらの神経生物学的研究の一端を第九章「うつ病の生物学—モノアミン仮説を越えた展開」にまとめた。これは、松下正明、加藤敏とともに編集した『精神医学対話』(2)（弘文堂）に寄せた原稿の内容を新たにし、さらに最新のエピジェネティックスの知見を盛り込んだものである。生物学の知見は、次々に報告されては、その多くはいずれ退場していく。そのため、本章では、読者が生物学的研究の方向と今もって未解決な問題について整理することを目的とした。

脳の発生・発達に遺伝子がどのように作動するのか、という分子生物学の研究はやがて、環境からの入力（感受性期を問題として）の大きいことを見いだし、精神・行動の表現型を、遺伝子・環境相関を問題として語るようになってきた。第二章「うつ病の行動遺伝学的構造」(3)は、執着気質の形成と破綻における環境との交互作用から、うつ病の解剖を試みたものである。これは広瀬徹也と内海健によって主催されたワークショップ（二〇〇三）において発表した論文である。前半では、私が傾倒している進化心理学の知見を導入して、脳の進化と文化・社会環境の急速な変化との不一致に精神疾患の発生する可能性を提示し、霊長類における「うつ」のもつ意味を考察した。そして後半では、気質に関わる遺伝子がいくつか見つかってきたこと、さらにはその遺伝子と環境との相互作用から、大うつ病と定義されるうつ状態の発症が説明できるというニュージーランド島、Dunedin市で進行している出生コホート研究の輝かしい成果を紹介した。このとき既に私は、環境における文化の役割の大きいことを認め、これについての考察を開始していた。

今日増えているうつ状態の患者は、先に述べたようなうつ病中核群（日本でのプロトタイプ）だけではなさそうである。むしろ若年者に目立ち、環境変化に対して上手に適応できず、〝苦悩の表現idiom of distress〟としての抑うつ症状を訴えて医療機関を訪れている人たちである。従来であれば、心因性うつ病や抑うつ神経症などと呼ばれたであろううつ病周辺群である。DSM-5で診断するなら、まれにうつ病に該当するとしても、大半はうつ病の診断を満たさない閾値下の「他の特定される（あるいは特定されない）うつ病」か「適応障害」であり、ときに「気分変調症」や「不安症群」など、さまざまな診断名が下されるだろう。このような若年者におけるうつ病・うつ状態の増加は、社会問題ともなり、マスコミでもいわゆる〝新型うつ〟や〝現代型うつ〟などとして、しばしば取り上げられている。

時代に応じた症候や診断、治療を最適化するためには、時代的な変容、例えば企業文化、社会経済構造、民族のパーソナリティを考える必要がある。日本は近年、経済的・社会的・文化的に激変の時代を迎えた。若年者のうつ病・うつ状態の治療もそれにつれて変化することを余儀なくされている。

第三章「うつ病の多様性と社会学的理解(4)」では、なぜうつ病像が変わったのか、今どのような治療が求められているのか、を日本社会の変化を読みながら考察した。その導入として、そもそも私たちにとって典型的なうつ病とはなんだったのか、なぜプロトタイプが広く共有されたのか、それがどのように変わってきたのかを紹介した。

社会全体の潮流が秩序志向性ではなく、自己の利益を既成秩序にとらわれずに追求する方向――近代以降の資本主義社会がまさにそうである――に向いている場合には、執着気質やメランコリー親和型は成立しにくいだろう。市橋秀夫が指摘したように、特に一九六〇年代以降に生まれ、一九七〇年以降の消費文化を存分に取り込みながら育った若者たちあるいは彼らの子どもたちは、この伝統的な規範意識を内面に取り入れることは困難であったと思われる。

樽味伸は、こうした若年層の〝うつ病〟患者の一部にみられる性格をディスチミア親和型と名付けた（樽味　二〇〇五）。これは、従来から言われている退却神経症（笠原嘉）、逃避型抑うつ（広瀬徹也）と重なる気質をもっている。病前性格が特徴的で、自己自身（役割ぬき）への愛着が強い。一般的に、若年とは、誰もが多かれ少なかれ自己愛的で他罰的であることを特徴とする。規則秩序への否定的感情と漠然とした万能感こそが、時代の革命を起こしてきたのではなかろうか。これはヒトの進化心理学の問題としてきわめて興味深いことであるが、ここで問題としているのは、万能感、ナルシシズムの適応的抑制の未習得であり、規範に対して、〝駄々をこねる〟という程度の未熟な心理である。

さらに、もともと仕事熱心ではなく、もともとそれほど規範的ではなく、むしろ規範に閉じこめられることを嫌い、〝仕事熱心〟という時期がみられないまま、常態的にやる気のなさを訴えて〝うつ病〟を呈することがある。その傾向の全国的な増長は日本の文化的背景と無縁ではない。

治療者も周囲の者たちも、ディスチミア親和型に代表される患者を「うつ病」と診断し、従来のうつ病治療を提供することに何らかの抵抗を感じるであろう。フリードリッヒ・A・ハイエクが『感情秩序』で書いているように、それは集団として飢餓と隣り合わせに生き延びてきた人類の脳が獲得した〝抜け駆けを許さない〟部族社会の心性である。彼らが集団から得られる支援は、執着気質者のそれとは自ずと違いがある。

しかし樽味は、そのような皮肉な視線は、本来、疾患分類に関する学問論争にこそ向けられるべきであり、受診者に向けられる筋合いのものではない、と主張した。そして、従来の内因性うつ病とは違う別の診断枠を精神病理学的に耕す必要があると考えたのである。

章は飛ぶが、第六章「うつ病の臨床精神病理学[5]」は、この分野でつねに私たちを先導してきた笠原嘉の論文集を精読し、笠原が、うつ病・うつ状態をどのように考え治療してきたか、を私なりに読解し纏めた批評文である。若年者のうつ状態の精神病理学的考察は笠原に始まると言っても過言ではない。その洞察は今日の議論にも共通している。彼らを大きな括りに入れるならば、葛藤反応型ということになろうが、その葛藤の内容には、時代の違いを見ることができる。

かたや樽味のディスチミア親和型症例からは、葛藤と呼べるような心の動きは読み取れない。彼らの葛藤を回避する生き方自体に、うつ（病）の病像を見ることができる。笠原も、若年者のうつ（病）を単純に葛藤反応型に分類してはいない。「今後の考察が必要である」として、〝その他〟に仮に配置している。笠原の期待いや予想どおり、若年者のうつ病・うつ状態が、今日では大いに議論されるようになった。

この書評論文に先立つ章（第五章）として、笠原嘉[6]と鈴木國文が企画したセミナーで、生物学的研究者の立場から、私がうつ病の精神病理学を語った講演の梗概を載せた。笠原論文集への評論の思想的背景を知っていただきたいと思う。振り返ってみると、既にこの時期に、第二章「うつ病の行動遺伝学的構造」の論文の骨子はほぼできあがっている。

さて第四章「うつ病の文化論的理解[7]」に戻るが、これは、社会経済変動の影響がうつ病・うつ状態の様相にどのように及んだかを考察した論文である。一九九一年以降バブル経済が崩壊し、同時にグローバル化とIT化の波にも後押しされ、職場の共同体的雰囲気が急速に失われていった。どの組織も生き残りをかけて自由競争のなかで目的を追求する、優勝劣敗の時代へと姿を変えた。企業からは、新人社員たちを以前のようにゆっくりと時間をかけて手厚く育成する体力がそげ落ち、作業のIT化と並行してマニュアル化された短期間の研修で即戦力となることを求められるようになった。社会心理学で言うところの〝正統的周辺参加〟の消失である。

以前であれば、執着傾向の者は、ゆとりある職場で、自らと企業とを同一化し、適応を条件付けられるかたちで、執着気質を知らないうちに強化していったに違いない。これが本来の自生的な執着気質の形成である。やがて職責も大きくなり、勤勉な努力が心身の過労を招くとき、その結果が徒労に終わるならば、あるいは無事に荷を降ろせたとしても（このため管理職や中間管理職などの中高年が多かったのだが）、うつ病が好発したに違いない。職場から一方的に執着気質的行動を押しつけられてできる「職場結合型」（加藤敏）と違うのは、本人にとり自我親和的な強化が働いていたかどうかである。

集合主義的文化と個人主義的文化とが衝突しながら混淆しつつある今日、文化混淆のマナーの欠如、あるいは〝家族的経営の廃止〟に見えるような文化装置の喪失にこそ、うつや自殺の急増を説明できるのではないかと考えた。

話は変わるが、日本社会全体で、若年者に対する社会参入の圧力が弱くなったように思う。それは、不登校、ひきこもり、ニートなどの現象と無関係ではない。その社会の文化がアフォード（文化アフォーダンス）する精神と行動があると思う。飢えることのない社会で拒食症が生まれ、戦場に送られる心配のない社会でヒステリー（運動性転換）が目立たなくなる。一方で、社会参入圧の低下は、精神病性障害の脆弱性をもつ者たちを発症から守っている（軽症化させている）可能性がある。うつ病に話を戻すならば、うつ病が責任感の強い者の、同情すべき過労の病として理解が広がった文化で、人々はうつ状態へと導かれる。このことは、かつての神経衰弱とよく似ている。夏目漱石の時代、当時の知識人が侵される病は神経衰弱であるとされ、神経衰弱にならないようでは一人前ではないとすら言われた。

さてうつ病の治療である。

第八章「抗うつ薬の薬理学とうつ病の薬物療法[8]」は、抗うつ薬をいわゆる〝自家薬籠中の薬〟とするための覚え書きである。ここでは三（四）環系抗うつ薬の薬理学的特性（なかでも副作用）にかなりの紙面を割いた。それは、新規抗うつ薬のいずれもが三環系抗うつ薬を出自として合成されたものであるから、三環系抗うつ薬の知識を基本として身につけることで、新規抗うつ薬をより適切に使うことができると思うからである。しかも、新規抗うつ薬で改善しないうつ病が、三環系抗うつ薬で良くなることも少なからずある。うつ病を診る精神科医は、三環系抗うつ薬を使いこなせなければならないと思う。

一方、心因性要素の強い患者の治療を考えるならば、内因性うつ病への治療、つまり、十分な休養と薬物療法に終始する治療は、患者の役割（medical sick roll）や自己愛傾向を磨き上げてしまう可能性も考えておかなければならない。急性期の抑うつ症状の緩和に薬物を用いることはあっても、傷ついたこころ（トラウマ）への共感と支援に始まり、徐々に目の前の問題解決へと舵を切り、新たな目標を設定し、それを達成することを援助する介入が必要である。同時に、徐々に自己を見つめ、長所を伸ばし短所を成長させていくような精神療法に力点を置くのが良い。つまり症状を取り除く身体医学的な治療から、「成長」を促す心理的な助言へウェイトを移したほうがよい患者がいる。急性期の症状が和らいだときに、このことを見極めていくことが大切なのだと思う。軽度発達障害を多く診るようになった昨今の外来では、成長を促す診療はさほど抵抗のないアプローチなのではないだろうか。

第七章「精神科診断のための面接とうつ病の初期面接」[9,10]は、薬物療法を専門としてきた私の面接と精神療法の姿勢について紹介したものである。むろん精神療法家が、膨大な心理学を学び、精緻な臨床を積み上げて初めて語る面接とは深さにおいて比較にならないと思う。しかし精神療法を抜きにして、うつ病論を閉じることはできない。批判を承知の上で紹介してみたい。

本書は、遺伝子、分子、細胞、回路、脳という生物医学の対象と、環境は言うに及ばず、従来は社会心理学の対象と見なされてきた時代精神・文化をも射程に入れて、うつ病の意味、発症過程を描き出そうとする多元論的精神医学の試みに触れた諸論文をまとめ、それに筆者が考える薬物療法のコツと精神科面接の要点についての論文を併せた内容になっている。この論文集をもって、これまでのうつ病への接近にひとまず終止符を打ちたい。

（『うつ病の論理と臨床』序論、弘文堂、二〇一四年）

文献

（1）神庭重信、下田執着気質の現代的解釈、九州神経精神医学雑誌五二：七九—八八、二〇〇六
（2）神庭重信、うつ状態の生物学、松下正明、加藤敏編「精神医学対話」弘文堂、二〇〇八

(3)神庭重信、うつ病の行動遺伝学的構造、広瀬徹也、内海健編「うつ病論の現在―精緻な臨床をめざして」星和書店、二〇〇五
(4)神庭重信、うつ病の文化・生物的学構成、神庭重信、黒木俊秀編「現代うつ病の臨床」創元社、二〇〇九
(5)神庭重信、書評 うつ病の臨床精神病理学「笠原嘉臨床論集」を読む、臨床精神医学、三九：三六三―三七一、二〇一〇
(6)神庭重信、生物学的立場から臨床精神病理を問う、笠原嘉、鈴木國文編「精神医学レビュー四〇 臨床精神病理学の現在」ライフサイエンス、二〇〇一
(7)神庭重信、文化―脳・高次精神の共同構成とうつ病の形相、神庭重信、内海健編「「うつ」の構造」弘文堂、二〇一一
(8)神庭重信、抗うつ薬の薬理学―自家薬籠中の薬をつくるために、武田雅俊、加藤敏、神庭重信著「*Advanced Psychiatry*」金芳堂、二〇〇七
(9)神庭重信、精神科診断面接、古川壽亮、神庭重信編「精神科診察診断学」医学書院、二〇〇三
(10)神庭重信、「私の、うつ病初診面接」臨床精神医学、四三：四五三―四六一、二〇一四

精神疾患の普遍性と個別性

精神医学は、普遍的で不変的な現象に加えて、心理的環境、地域性、時代性などの個別な現象が多くを占める医学である。普遍的で不変的な精神現象は、文化や時代を越えて共通して認められ、自然科学の言葉で説明できるものである。例えば、双極性障害の気分変動、統合失調症の幻覚・思考障害などは、脳の言語でその原理を説明できるだろうと誰もが考えてきた。したがって生物学的研究は、国際的に共通の基準で診断された疾患を対象として、同じ方法論を用いれば、同じ結果を導けることを前提として進められてきた。

ところが、Xという生物学的な観察結果が異なる集団で追試・再現できない場合には、Xであるという観察が間違っているのか、Xはそもそも普遍的な現象ではないのかのどちらかとなり、答えが出せないことになる。例えばある遺伝子がある条件下では双極性障害の感受性遺伝子となり、異なる条件下では統合失調症の遺伝子として働く可能性を完全に否定することはできない。そこで、個人をとりまく固有の環境、さらにはそれを包括する社会や文化を、「精神の科学」の分析対象として位置づけ、心理と社会・文化、脳と社会・文化の関係を可能な限り詳らかにしておく必要がある。

文化心理学が明らかにしたことは、第四章に紹介したように、単純な視覚認知においてすら、文化の影響はトップダウンに及び得るということである。このトップダウンによる認知制御は視覚認知に限られたものではないだろう。人はどの文化に育つかによって、脳の使い方（回路と言い換えてもよいかもしれない）が変わる。加えて心理的環境といえども、海馬で詳細に調べられているように、脳機能の変化を超えて、器質的な傷害すら加え得ることが明らかにされてきた。さらに環境は、ゲノムにエピジェネティック修飾を加え、脳機能に関わる遺伝子の発現に長期にわたる変化を生むこともわかってきた。これらの事実は、従来、心の次元の現象とされてきた心因が脳の次元でも問題となってきたこと、そして従来の固定概念、すなわち「心因は一時的、可逆的な心理的反応を起こすもの」がもはや正しくないことを教えてくれている。

精神疾患のなかでも、うつ病は社会や文化ときわめて密接に関わる疾患である。私は、普遍性を多く有していると想定される内因性うつ病を生物学的に研究していて、下田光造の病前性格論に着目するようになった。そして気質の行動遺伝学的研究を進め出したときに、マイケル・ラターとロバート・プロミンの研究に負うところの多い、遺伝子―環境相関という概念と出会った。以来、環境のもつ脳の次元の意味に強い関心をもった。そして、樽味伸、市橋秀夫、井口博登らの論文を読み進めるうちに、執着気質の形成が社会や文化の影響をうけていることを確信した。

したがって、私のうつ病への関心は、養育環境は言うまでもなく、それを越えて、第二次社会化の過程における病前性格の形成、および発症状況における誘因の分析へと向き、それらの環境を巻き込んで大きく変動を見せている社会構造、さらには文化へと広がっていった。それとともに、研究領域は、行動遺伝学から社会心理学、さらには文化心理学へと及んだ。これら一連の学問を渉猟しつつ論考したことを纏めたのが本書である。科学的普遍性の世界に閉じこもるのではなく、普遍性から固有性へとうつ病論を展開している。書名に、うつ病の論理と名付けた理由がここにある。

話は変わるが、ＤＳＭ診断を批判する人たちは、その疾患概念と診断基準が不備である例として、うつ病（大うつ病）を引き合いに出すはずだ。統合失調症でも神経性やせ症でもパニック症でもない。それは、うつ病の診断が通り一遍で、内因性も心因性（了解できる反応）も区別していない、だから治療にはまったく役に立たない診断である、と主張しやすいからである。

確かに、企業の診察室や精神科クリニックでよく遭遇するような、適応障害や軽症うつ病に該当する抑うつ状態では、薬物の使用も限定的、一時的で済むことが少なくない。寛解して生活環境に心理的に適応できるようになれば、やがて治療を終結することもできる。一方、大学病院の精神科へ紹介されてくる患者は、例えば、他の精神疾患や身体疾患が併存している、失業や離婚、経済的困窮などの生活上の困難を抱えている、内因性うつ病のように見えても標準的な治療で良くならず長期化している、などのいわゆる難治性うつ病のことが少なくない。一見して軽症のように見えても、実は回復しにくいことが多い。これら両極の間にはスペクトラムのように病態や治療方針が異なる抑うつ状態が分布する。それにもかかわらず、さまざまな抑うつ状態を一括りにして、「うつ病」としてしまうところに、うつ病の混乱が始まる。この点で、ＤＳＭのうつ病批判に異論はない。重症うつ病に特徴的に認められる事実を、あたかも軽症うつ病に、さらには適応障害にさえもあてはまると誤解されてしまうことが問題なのである。さらにその逆、すなわち軽症うつ病で妥当な事実が、退行期メランコリーにもあてはまってしまうかのように議論されてしまうこともある。すなわち、さまざまなうつ病の特徴や亜型（せめてＤＳＭの特定用語）を区別することなく、うつ病はＡで診断できる、うつ病はＢで治る、あるいはＢでは治らない、などの言説が飛び交い、うつ病は混乱してしまうのである。

さて、本書「うつ病の論理と臨床」の臨床について添え書きを加えておきたい。治療に関しては、精神科面接の基本と薬物療法の基本を紹介した。しかし実際の臨床を振り返ると、基本通りにいかないことが少なくない。例えば薬物療法である。二年も「気力がでない」「今ひとつパッとしない」と訴え続けていた、あたかも神経症のように思えた患者が、たまたま変更した抗うつ薬で嘘のように回復し、あっけに取られるときが稀ながらある。そうかと思えば、治療抵抗性と診断された患者が、何剤もの向精神薬を併用されて紹介されてくることがある。この場合には、薬剤をひとつひとつ減薬して、最少量で維持しつつ、いわゆる行動活性化を中心とした心理療法を粘り強く続けていると、徐々に回復していくことが少なくない。軽症の場合、そもそも抗うつ薬が必要なのか、心理療法で良くなるのか、その判断は容易ではない。抗うつ薬が必要であろうと判断するときにも、どの患者にどの抗うつ薬が向いているのかはさっぱり指針がない。治療ガイドラインは頭に入っているものの、難治のうつ病には試行錯誤で工夫していくしかない。どれだけ工夫ができるかは、薬物療法の知識と経験と技によるのである。私たちは新規抗うつ薬だけではなく、三環系抗うつ薬も含めて、幾種類かの薬剤を自家薬籠中の薬とする必要がある。

一方、私の精神療法の姿勢とは、変えようのない過去の出来事やトラウマ体験、思うようにいかない現実を前にして、患者自らが新たな想いをもって道を選び、そこに充実感ややりがいが再びもてるようになるまで、関心をもって訴えを聴き、知恵を絞って考え、相手の心に届くように語りかけていくことに他ならない。

慢性化したうつ病であってもやがては良くなる。しかし思うような改善が見られないとき、患者も家族も、そして医師すらも、回復をあせるものである。この時に、治療を阻害する逆転移が生じやすい。私の経験の教えるところでは、治療をあせってうまくいくことはない。それればかりか、「治らないのではないか」という、患者が抱きがちな不安と疑念を治療者が肯定することにもなりかねない。これだけは絶対に避けなければならない。

「病を治す」ことが叶わないときも、「回復と成長」を治療の目標として、家庭は言うまでもなく、職場や社会、あるいは教育現場で何が起きているのか。これらへの関心は、患者の抱える問題をより深く理解し、より良い支援を提供する上で欠かせない。精神科医の関心は、しばしば診察室を超えなければならないのである。

（『うつ病の論理と臨床』あとがき、弘文堂、二〇一四年）

うつ病臨床の諸相

本書「うつ病の臨床」は、「現代社会とうつ病」というタイトルの下で、月刊誌「最新醫学」に足かけ四年にわたって連載された論文を、一冊にまとめた書籍である。現代社会に生じるうつ病の姿を浮かび上がらせるために、四三の重要なテーマを選び、考え得る最高の執筆陣の協力を得て完成に至ることができた。このたびの出版に際して、改めて原稿を改訂して頂いたので、本書はうつ病の諸相の最新情報が詰った解説書となった。

過去十数年は、国際的に、診断や治療をめぐって多くのエビデンスが生まれ、さまざまな意見や批判が噴出し、うつ病の概念や治療が混乱した時代であった。

たとえば新規抗うつ薬の誕生は画期的な出来事で歓迎すべきことであったが、同時に混乱の大きな要因ともなった。SSRIやSNRIなどが次々に登場し、その作用機序や治験成績などが大規模に喧伝され、万能であるかのような印象が生み出された。その一方で、アクチベーション・自傷他害念慮の賦活や中断症候群など、三環系抗うつ薬の時代には、大きな問題とされてこなかった副作用が警告の対象となり、安易な抗うつ薬処方や合理性の無い多剤併用などが強い批判の対象となった。さらに軽症の大うつ病ではプラセボと抗うつ薬の間に有意差が認められないことが報告され、この結果は英国のＮＩＣＥガイドラインをはじめ諸ガイドラインに大きな影響を与えた。加えて、復職リワークや認知療法・対人関係療法などの非薬物療法が伝統的な支持的精神療法に加わり、うつ病の治療法は十数年前とは様変わりしたと言っても過言ではない。

この混乱も徐々に収束しつつあるが、この渦のなかで、筆者は、「うつ病とはなにか」という実体なき類型論の消耗戦からしばらく離れることにした。そして、一人一人の患者の理解を深めること、すなわち、症状の精緻な観察に加え、生活史から読み取れる病前性格と諸能力、トラウマと成功の体験、患者を支えるサポートなどが、患者が抱える状況にどのような意味を持つのかと考えることにもっぱら専念している。どのような疾病分類が導入されようとも、診断名を決める作業は、診断という行為全体の一片に過ぎず、「患者の抱える疾病を大雑把に分類しておく」ことに過ぎない、と割り切ることにした。

無限に繰り返される体質と環境との交わりが、どのような経験（生命体の変化）を生んできたのか、そしてそれは次なる環境とどのように交わってきたのか、この全生活史の文脈の中で、現前のうつ病を捉えることができるとき、診断はより適確な治療を導く羅針盤へと姿を変える。そしてこの行為は、治療介入による変化の観察を含みつつ、終結に至るまで、漸進していくものである。

本書は、うつ病をめぐり、今、最も重要と思われるテーマの解説を編んだ事典のような体裁をもつ。うつ病診療の一定の経験をもつ読者は、詳しく知りたいテーマだけを拾い読みして頂いても良いだろう。一方、初学者にとっては、第一章の疾病論、第二章の治療論、そして第三章サポート体制へと読み進むことで、うつ病診療の入門書として活用することができる。巻末には、専門領域を異にする五人（樋口輝彦、内海健、黒木俊秀、北中淳子、神庭重信）による座談会の記録を載せた。二時間近くに及んだこの座談会では、近年のうつ病研究の混乱と進歩、そして今日到達したうつ病の病理と治療が複眼的な視野から語られている。座談会から読むならば、各論の知識を有機的に統合しやすくなるかも知れない。

精神科医はもとより、うつ病診療に携わる医療関係者に広く利用していただければ、望外の喜びである。

（神庭重信編『うつ病の臨床：現代の病理と最新の治療』単行本化にあたり、最新医学社、二〇一六年）

慢性化したうつ病の理解と治療

先ごろ、適応障害がより重度の精神疾患へのゲートウェイであることを示した論文を読んだ。確かに、症状だけを取り除こうとする、いわゆる対症療法に終始するならば、その陰に隠れた問題の解決を先延ばしすることになり、症状が治らないばかりか、二次障害を生む可能性が生まれる。これには誰もが納得するであろう。しかし、ことは適応障害に限らない。うつ病でも、強い心因や個体側の抑うつ親和特性（虐待、死別、トラウマなど）が認められる場合、適応の問題を蔑ろにして治療が上手くいくはずがない。心因が明らかでない、いわゆる内因性うつ病でも、性格と環境（ライフイベント）とから生まれる状況因を認めるのが一般的だ。症状が寛解しても、うつ病発症の舞台が変わっていなければ、再発を招きやすいだろう。

抗うつ薬やECTにたちまち反応して、その後も何事もなかったかのように治療を中止できるうつ病は一握りにすぎない。しかし、この成功体験は記憶に刻まれやすいため、どの場合でも似たような改善を期待したくなる。もちろん抑うつ症状が重症から中等症のときには生物医学的アプローチをとるとしても、中等症から軽症へとなるにつれ心理社会的アプローチへと重心を移していく必要があり、薬物療法は次第にセカンドラインへと退く。

治療ガイドラインでこのように書くのは簡単だが、実際の現場での治療は単純でも容易でもない。抑うつ症状はありふれたもので特徴に乏しいため、深層で起きている病理（併存疾患を含めて）を見落としやすいとも言える。しかも、患者の抱える問題は、環境要因であれ個体要因であれ、容易には解決できないことが多い。したがって治療者には、この長く続く状況を堪え忍ぶ力が必要になる。

かつて、この力を適確に言い表す言葉がnegative capabilityであると、森山成郴先生から教えていただいたことがある。言葉の由来は、一八一七年にジョン・キーツが兄弟に送った手紙に遡るらしい。キーツはその中で、詩人に求められる絶対的な特質を、不確かさ、謎、疑いのなかに居続けられる能力だと書き残している。negative capabilityはその後、精神分析の世界でウィルフレッド・ビオンにより再発見された。その後、状況が見えないときや物事が上手く運ばないときでも、何かをしたいという衝動を抑え、つぶさに観察し、丁寧に聞きながら、その中に居続けることができる力を指して用いられ、さまざまな局面で求められる能力であるとして広まった。これに対して、たちまち物事を理解し、即断し、行動に出る能力をpositive capabilityということがある。

精神科の臨床でいえば、診断がつかないとき、治療法が決まらないとき、思うように改善しないとき、安易な診断や場当たり的な治療をしないでいられる力、ということになろうか。精神科医はこの力を養う必要があり、慢性化したうつ病の治療ではこの力が強く求められると思う。

自分を振り返ってみると、若い頃にはpositive capabilityの獲得に躍起になっていて、待つのが苦手だったかもしれない。慢性化したうつ病に限らず、自分の力がなかなか及ばないときに、焦りと失望を覚えることが少なくなかった。決して相手の苦痛に鈍感になったわけではないが、慢性化したうつ病を長期的に診る経験を重ねる中で、回復を促しているのは主治医だけではないこと、思わぬ人の援助や生活環境の変化など何かのはずみで、よくなることに幾度となく出会った。そして短期的に回復がみられないときも、聞き、考え、工夫し、希望を与え続けるのがよいと思えるようになった。

加えて、一筋縄では解決しない慢性化したうつ病では、精神科医の幅広い能力、つまり診断、精神療法、薬物療法、リハビリテーション、社会資源の利用などの総合力が試される。本特集では、文献をレビューしていただいた論文集に続いて、治療のコツや経験談を自由に書いていただいた。読者はこの特集からなんらかの有益な情報やアドバイスを手に入れていただけるものと思う。

（『臨床精神医学』四六巻五号、二〇一七年）

うつの心理療法―いくつかの覚え書き

近年、抑うつ気分をともなう適応障害または軽症の段階のうつ病としての抑うつ状態をみることが多くなった。薬物を限定的・一時的に使うことがあっても、寛解して以前の生活環境に適応できるようになれば、やがて治療を終結することもできる。

併存疾患（身体疾患も含む）をもっている、職場の人間関係ストレス、失業や離婚、経済的困窮などの生活上の困難を抱えているなど、回復を阻害する因子を（特に複合的に）抱えていると、いわゆる難治性うつ病となることが少なくない。一見して軽症のようにみえても、標準的な治療でよくならず回復しにくいことが多い。

診断が適応障害であれ、うつ病であれ、これらのさまざまな難治の抑うつ状態（以下、うつと呼ぶ）と悪戦苦闘し、失敗を重ねるなかで、自分なりに学んだ、うつの心理療法の要点をいくつか挙げてみたい。

ディテールを知る

多くのうつの発症は、なんらかの苦境や対象喪失などのライフイベントが誘因となっている。しかしライフイベントを経験する人がみな病的なうつになるわけではない。うつから回復できないとき、そこには回復を阻害している因子があるはずである。その答えを求めて、ディテールを聞き出していく。

幼いころの思い出や描いていた将来像、これまでの人生、これらがどのようなものであったのか。そして今、どのような状況を経験してうつに至ったのだろうか。しかも、疾患を抱えながら生活することは、それ自体が苦しいことである。病気によって多くのものを失うだろうし、みずからの命を絶つことすら考えたであろう。あるいは、失意のなかで投げやりな生活になっているのかもしれない。これらの体験を、丁寧に、共感をもって聞きながら、共同作業として、阻害因子を探し出し、治療のテーマとしていく。

同様に、どの患者もきっと強みをもっているはずである。その強みを回復のテコとして活かすために、治療のなかで活かすことを考えていく。患者が得意としてきたこと好きなことは何か、そして今でもかろうじてできること楽しめることは何か。人から好かれる特徴は何か。こころの支えは誰なのか、理解と支援を得られるのは誰なのか。利用できる会社の制度や社会資源には何があるか。あらゆる支援の可能性をたぐり寄せるために、治療者の視界は診察室を超えなければならないときがある。

こうしてディテールを知ることなく相手のこころの琴線に触れることはできないし、ディテールを知ろうとする相手への関心は、診断面接でありながら、それ自体がすでに心理療法になっているのだと思う。

挫折へのまなざしをもつ

うつの患者は、自信喪失、自責感など、自尊感情にトラウマを抱えていることが多い。これを一概に、うつによる認知の歪みとして括ってしまわないほうがよい。

彼らは、うつに至る過程で、あるいはうつになった結果として、さまざまな挫折体験をしているはずである。それははるか昔の幼少時期のトラウマ体験の再体験なのかもしれない。いわゆる〝内因性うつ病〟の患者であっても、うつを抱えたことによって生じた失敗や挫折を体験しているものである。この体験をなかったかのようにして、認知の歪みという症状だけを取り除こうとしてはいけない。

成功が人生のゴールでないように、挫折は人生の終わりではない。挫折や苦難の経験から人は成長できるかもしれない。うつの心理療法に限ったことではないが、治療者は、病の体験から患者が何を得られるか、その後の人生にどうその体験を活かせるか、にも無関心であってはいけないと思う。

治療方針の舵を切る

一般に理解される患者像とは、「医師の指導のもとに薬を服用して静養に努める」姿ではないだろうか。うつも症状が重いとき、メランコリア症状や精神病症状をともなうような場合には、そのような治療が必要である。

しかし、回復期や慢性期には、薬物の効果も頭打ちとなりがちで、安静状態を続けることがかえって気分・体力の回復を妨げてしまうことが少なくない。そこで、急性期の治療から回復期の治療へと徐々に舵を切る時期を見定めることが肝要である。

回復期やうつが長期化している場合には、生活習慣の見直し、軽度の運動や活動などの行動活性化が、集中力や意欲の改善につながることも少なくない。

この過程で大切なのは、失った自己効力感を少しずつ取り戻してもらうことである。そのためには、到達可能な目標を立て、段階的にできることを増やしていくのがよい。目標に到達できなければできないで、挑戦したことを評価する。行きつ戻りつしながら、うつに制圧された生活から脱却し、より健康な生活を取り戻せるように支援する。加えて、患者を支えてきた家族が疲弊する時期でもあるので、彼らの様子にも気を配り、支持を怠らないようにする。

回復をめざして伴走する

うつが慢性化し、思うような改善がみられないとき、患者も家族も、そして医師すらも、回復をあせるものである。しかし治療をあせってうまくいくことはない。このときに、治療者の心に陰性感情が、患者の心には不信感が生じやすい。

精神科医は近年、発達障害を診ることが多くなり、「病を治す」だけではなく、患者と伴走することに慣れてきていると思う。うつの心理療法とは、出口の見えない窮境の中で、患者が再び安心感と充実感をもてる目標を見いだせるまで、傾聴し、考え、語りかけていく。患者の笑顔が戻る日を信じて、この作業を限りなく繰り返すことだと思っている。

(『こころの科学』一七七号、二〇一四年)

「うつ病」の時代を走り抜けて

世界保健機関（ＷＨＯ）が、疾病負荷を総合的に表す障害調整生命年（disability-adjusted life years : DALY, 1990）を採用したときに、精神神経疾患の見え方が一変した。ＤＡＬＹは従来の指標Years of Life LostにYears Lived with Disabilityを加えた指標である。日本では精神神経疾患のＤＡＬＹが悪性腫瘍を上回りトップに位置した（二〇〇四）。その中ではうつ病が群を抜いて高く、続くのが認知症であった。多くの精神科医はこのデータを驚きと戸惑いをもって目にしたことであろう。精神科医療には低い医療費しか配分されず、精神疾患は偏見と誤解に晒されることが多く、精神医学は本来付与されるべき尊敬を勝ち得ていないからだ。医療関係者は自分たちが社会にとって最も重要な疾患の専門家だという意識をもったことなど無かった。

やがてこのデータが捉えた事実は、以下に書き連ねるように、社会の諸相で問題となって溢れだした。

労災で浮上したうつ病

電通の社員が長時間労働によりうつ病を発症し自殺した、いわゆる電通事件が起きたのはバブル経済が崩壊しだした一九九一年、遺族の勝訴で結審したのが二〇〇〇年である。電通事件を契機として、労災による精神障害が認定されるようになり、二〇一五年には精神障害による労災請求数が一五〇〇件を越えた。深刻な不況のなかで職場の心理的負荷が高まり休職者が増加し、職域でのメンタルヘルスへの関心は年々増加した。たとえば厚生労働省は、職場復帰を促進する事業者向けマニュアルを作成し周知をはかり（二〇〇四）、公的・私的な職場復職支援（リワーク支援）活動が各地で起こった。さらに二〇一五年には、ストレスチェック制度が導入される。この流れの中で主な対象としてうつ病が位置づけられていたことはいうまでもない。

ＳＳＲＩ／ＳＮＲＩの時代

時を同じくして、精神医療の世界にも新薬ラッシュが巻き上がった。化学技術の画期的なイノベーションにより薬物の構造を変化させ、狙った受容体に選択的作用を持たせた向精神薬が短期間で開発できるようになった。そしてＳＳＲＩと名付けられたフルオキセチン（プロザック）が発売されたのが一九八八年、プロザックは爆発的な売り上げを誇った。プロザックを飲めば元気になってばりばりと仕事ができるというような使われ方（コスメティック・サイコファーマコロジー）もされ、真偽のほどはともかく、二枚貝に与えると繁殖力が一〇倍になったという研究がイグノーベル賞を受賞（一九九八）して話題となった。その使用量の膨大であったことは、下水に含まれるフルオキセチンが環境に有害作用をもつとする報告（二〇一〇）を挙げておけば十分であろう（これもまた真偽のほどは不確か）。一剤で年商一〇億ドル（約一〇〇〇億円）を越える新薬は、ブロックバスター（もとは第二次大戦でイギリス軍が使用した大型爆弾の異名）と呼ばれるが、一九九〇年以降ブロックバスターが急増し、向精神薬の市場はかつてない活況を呈した。

この時代を象徴する出来事の一つが木の実ナナの新聞広告であろう。彼女は「私は、バリバリの『鬱』です」と、大きな自身の写真入りでうつ病を患ったことを明かした（二〇〇〇）。以来、有名人によるうつ病のカミングアウトが相次ぐ。笠原嘉が、「軽症うつ病」と題した名著を出し、うつ病を一般向けに紹介したのが一九九六年であるが、当時まだ「うつ病」と言えば「精神病」という理解が一般的だったのである。そこへ「だれもがなり得る病気であって、治療を受けることで良くなる」という情報がマスメディアから大量に届けられ、やがて精神科受診への抵抗感が薄れたこともあり、うつ病を含む気分障害の受診者は、一九九九年の四四万人から二〇〇八年には一〇四万人へと急増している。

しかし、カンザス生まれのサイエンスライターLynn Payerは、その啓発活動には、市場を広げようとする意図（病気喧伝disease mongering）のあることにいち早く気づいた（一九九三）。当時、大半の医師たちはこの新たな動きを感じ取ってはいなかった。それどころか、米国では、精神薬理の権威者たちが、製薬企業から莫大な報酬を受け取っていたことが明るみに出て、医療者と企業との利益相反の意識が高まり、「医療におけるサンシャイン法」がオバマ大統領の時代に医療制度改革の一つとして制定された（二〇一〇）。日本でもこれを受けて、二〇一五年に「透明性ガイドライン」が制定されている。

また、三環系抗うつ薬に比べて鎮静作用の弱いSSRI／SNRIの服用により、自殺、自殺念慮あるいは衝動性が増加する可能性が（特に小児、若年成人で）指摘され、世界中で議論が巻き上がったことも記憶に新しい。フルオキセチンによる自殺念慮の増悪を報告した最初のケース（一九九二）からすでに一〇年が経っていたが、各国の規制当局（英国二〇〇三、米国二〇〇四、欧州二〇〇五、日本二〇〇六）は警告を発した。日本国内では、二〇〇七から二〇〇九年にかけて、SSRI／SNRIによる自傷他害の事例がマスメディアで大きく取りあげられた。日本うつ病学会は、改めて注意すべき副作用として、自殺関連行動の増加、アクチベーション、中止後症状を取りあげ、「抗うつ薬の適正使用に関する委員会（樋口輝彦委員長）」を立ち上げ、SSRI／SNRIを中心とした抗うつ薬の適正使用に関する提言を報告する（二〇〇九）。この一連の顚末は抗うつ薬の功罪として、著書を始め、論文、学会などで盛んに取りあげられることになった。

エビデンスをどう伝えるか

SSRI／SNRIの副作用が大きく取り上げられるなか、SSRI／SNRIの開発治験で、プラセボとの差が軽症群では明確でなく、治験に関与した医師達の間では、幾多の比較試験の失敗が軽症の患者が多くエントリーしたせいではないかと推測されていた。この推測は後にI. Kirschらのメタ解析（二〇〇八）で確認されている。英国のNational Institute for Health and Clinical Excellence（NICE）ガイドライン（二〇〇四）が、認知療法および対人関係療法は抗うつ薬と同程度に有効であるとして推奨した。これに対してNICEの推奨は明確なエビデンスを欠いているという批判が巻き起こったが、世間の心理は嫌薬物療法に傾いており、各国の治療ガイドラインは、生物学的精神医学の総本山である世界生物学的精神医学会（WFSBP、二〇〇七）のものさえも含めて、軽症例への第一推奨として心理療法を位置づけだした。

一九九九年に設立されたNICEでは、ガイドライン作成段階から患者・一般市民（受益者）が参加していることが特徴である。一方で、米国精神医学会APAの推奨（二〇一〇）は精神薬理学者が中心となって作成されており、「精神療法に加え、患者が希望するならば抗うつ薬療法を行う」としている。「患者の希望」を重視する姿勢には、当時医療の姿がinformed consentからinformed choiceそしてshared decision-making modelへと変わりだしていたことが現れている。すなわち、エビデンスをどう作るかという問題に加えて、エビデンスをどう使うか、どう伝えるかという局面での課題が徐々に明らかになったのである。

軽症大うつ病への抗うつ薬の使用の是非が不透明となり、嫌薬物療法の流れのなか、日本では、研究会から学会（二〇〇一）へと発展した認知療法への期待がふくらんだ。さらに行動活性化療法、マインドフルネスなど精神療法は広がりを見せた。

自殺対策のターゲットとなったうつ病

ＳＳＲＩ／ＳＮＲＩの時代が始まろうとしていたとき、日本は一九九八年に自殺者数が年間三万人を超えるという事態を迎えた。二〇〇六年に「自殺対策基本法」が成立、翌年に「自殺総合対策大綱」が閣議決定され、五年おきの見直しを経て今に至っている。自殺対策手段の立案に際しては、ＷＨＯの「自殺予防のためのガイドライン」（一九九六）が参考にされた。このガイドラインでは、自殺を予防するには精神疾患対策が重要であるという理解のもと、うつ病の啓発活動と予防・早期介入を含む複合的予防対策が全国で展開され、経済不況回復の波にも押されるようにして、自殺者数は一五年ぶりに三万人を下回った。しかしながら自殺の原因としてうつ病が占める割合が高いのは、今もその当時も変わらない。

追記すると、自殺予防対策に役立てるために、大規模共同研究「自殺対策のための戦略研究」が総額五億円の規模で精神科医の手により全国展開され、大きな成果を残せたことは、精神医学の研究史に記されてしかるべきだと思う。

精神医療・医学の政策を変えたうつ病

厚生労働省は、がん、脳卒中、急性心筋梗塞、糖尿病の四大疾病に、新たに精神疾患を加えて「五大疾病」とする方針を決めた（二〇一一）。職場でのうつ病や高齢化に伴う認知症の患者数が年々増加し、二〇一一年は三二〇万人で、次に多い糖尿病（二三七万人）、がん（一五二万人）を大きく上回ったため、国民に広く関わる疾患として重点的な対策が必要だと判断した。これにより地域医療計画を自治体ごとに立てていくことが義務づけられた。かかりつけ医と精神科医との連携、精神科医と産業医との連携が進められており、五大疾病に精神疾患が含められたことの影響は大きいと言える。

二〇一三年に閣議決定された「日本再興戦略」及び関係閣僚申合せによる「健康・医療戦略」に基づき、「脳とこころの健康大国実現プロジェクト」が立ち上がり、各省庁は日本医療研究開発機構AMEDとともに精神・神経疾患を重点疾患と位置づけ、対策および研究を推進した。「脳とこころの健康大国実現プロジェクト」では、「脳の構造・機能の解明等の研究開発」と「認知症やうつ病などの発症メカニズムの解明、診断法、適切な治療法の確立」を目指すと謳い、認知症と並んでうつ病は重要な研究対象として浮上した。

うつ病は心因論で語られた

労災に話を戻すと、労災で認定されるうつ病とは、業務に伴う心理的負荷による場合に限定されたうつ病であり、個体側要因（脆弱性）のないことを前提としている。したがって心理的負荷の基準に合致せずにうつ病になった場合は労災認定から外れることになる。この認定基準は、労災を限定する上で必要であったことには異論は無いが、うつ病とは心因や長時間労働によって起きる疾病（うつ病心因論）であるというメッセージを広めることにつながったように思う。加えて、ストレスチェック制度の公布（二〇一五）は「ストレス↓うつ病」という理解をさらに塗り込め、世間が使う「うつ病」では、わかりにくいストレス脆弱性（内因や病前性格論など）という個体側の要因が深く扱われることがなかった。この事態は、すぐに手を打てるのが心理的負荷の軽減である、というプラクティカルな要請に基づいたものである。

一方、本来は強い心的負荷への反応として位置づけられているはずの適応障害（DSM）は、「職場に適応できない」者達という個体側の問題として見られがちであり、適応障害＝不適応者という理解が広がった。新型うつ病、現代型うつ病の流布にも後押しされ、「本当のうつ病は、週末のデートには行けない、病気休暇中にお見合いをして結婚式を挙げられるわけがない」と安直に判断され（ここではDSMの二週間以上毎日という定義が用いられる）、適応障害には悪いイメージが付与された。

余談ながら、適応障害は、困難な状況に適応しようとして症状が出るのであり、本来「適応反応症」と訳すべきだったのかも知れないと考えている。残念なことに、国内外を問わず適応障害の研究はほとんど行われておらず、どう扱ったら良いのかわからない分類名として残されている。

結語

内海健氏は本書まえがきで、精神疾患の理論負荷性、つまり精神症状の観察は観察者のもつ理論と無関係ではあり得ないことに言及している。これに触発されて述べるならば、うつ病の二〇年を考えるときプラグマティズムという言葉が思い当たる。WHOがDALYの導入で浮かび上がらせたうつ病、労災認定で用いられるうつ病、自殺対策で掲げられたうつ病、SSRIの時代に広められたうつ病、地域医療政策や脳科学研究の重点課題とされた〝うつ病〟は、それぞれの目的を果たすための道具として用いられた。この単純化された〝うつ病〟が一定の効果を上げたことは否定できないし、他にどのような道具があったのだろうかとも思う。

この流れの原点となった大うつ病（ＤＳＭ）は、出自から明らかなように評価者間一致度を高めることを目的として作成され、本質の追究は二の次にされたこともまた事実である。プラグマティズムはうつ病とは何かという本質を求めることを忌避し、遅々として進まないうつ病論を置き去りにした。バーナード・キャロル（一九八二）が初期に予想したように、生物医学の対象としての大うつ病の理解に大きな進展はなかったと言っても良いだろう。

加えて、診察室でうつの患者と向き合うとき、私たちはどれだけうつのことをわかったのか、とも問わなければならない。うつはありふれた状態でありながら実に難解である。うつは重症になると固有性を失い、症状に「理念型」といわれる特異性が生まれてくる。原因は多因子で複雑系疾患であるとしても、確かにそこには生物医学的な均質性を直感的に捉えることができる。一方、軽症になるにつれ、個性、養育・社会環境、さらには文化が強い修飾を加え顕著な多様性が現れる。この軽症から重症に展開されるうつを前にして、理解は生物学的であり、心理学的であり、社会医学的であらざるを得ない。

本書が七年前の上梓に遡る『「うつ」の構造』と変わらない姿勢を貫き異分野の邂逅に主眼を置くのは、うつの事実が不変であるばかりか、「うつ病」は混乱したと言われる今、それをさらに強く求められているからである。

（内海健・神庭重信編著『「うつ」の舞台』あとがき、弘文堂、二〇一八年）

気分障害の臨床　変わること、変わらないこと

【うつ病論と精神療法】

二〇年前のことになるが、樋口輝彦、坂元薫、神庭重信の三人で横浜のホテルに泊まり込み、二日にわたり気分障害を語り合った。その鼎談録に、エビデンスをレビューした総説を挟み込んでできたのが、『気分障害の臨床―エビデンスと経験』（星和書店、一九九九）であった。「エビデンス」と「経験」をともに臨床に生かす統合力は、治療者が工夫を繰り返して培うしかない。

そこで、気分障害を専門としながらも、異なる研修を受け、研究領域の異なる三者の言葉としてこの試みを世に問うことにした。幸い、このような企画が目新しかったこともあり、前書は好評を得ることができた。今回、再び三人が集まり、この間の出来事を振り返り、改めてエビデンスと経験を語り合った。

ちなみに、当時は精神医療においてもエビデンスが重視されだし、臨床研究の科学的厳密さと高い倫理性が求められだした頃である。しかも臨床研究の方法論はその後格段の進歩を見せ、エビデンスのレベル（質）が議論されるようになった。こうして積み上げられたエビデンスをもとに、基本的な治療の枠組みとしての治療ガイドラインが作られるようになった（本書六二頁注を参照）。

しかし言うまでもなく、実臨床では患者の抱える問題は多様性を極める。一方、エビデンスは研究ごとに限定された対象に対して、一定の方法に統制された介入を行い、特定の時点で特定の評価を加えて得られる。したがって、エビデンスを、そっくりそのまま当てはめられる局面は極めて少ない。エビデンスは新たに作られているが、すべての可能な状況に対してすべての可能な治療を組み合わせて、それぞれの有効性を評価することは不可能である。したがってエビデンスをどう臨床に生かすか、エビデンスのない局面をどう乗り切るのかは、一人一人異なる患者を前にする臨床の現場で、それぞれの治療者の経験をもってするしかない。

一方で、年月を経て、疾病構造が変わり、診断分類が変わり、治療法が変わろうとも、精神疾患（ここでは気分障害）を抱える患者と精神科医との関係の中で変わらないこと、変わってはいけないことがある。数値化できない、一見科学的ではない経験の中に、真実が含まれることもある。変わらない精神科医の経験があるならば、それは一定程度の妥当性を持っていると言えるのではなかろうか。そこで本書では、新たな鼎談とともに、前回の鼎談録から今にも通じる経験を残して前半に掲載することにした。

気分障害の臨床が、かつてどのように行われていたのか、それはどのように変わってきたのかを辿ることで、現在の気分障害の臨床の姿、今も残されている問題を知っていただくことができると思う。著者三人の気分障害の経験譚が、読者の臨床の技を高めるための一助となることを願っている。

（注：我が国でも、日本うつ病学会が、二〇一一年に双極性障害の、また二〇一二年に大うつ病性障害の治療ガイドラインを作成している。）

（神庭重信、坂元薫、樋口輝彦著『気分障害の臨床を語る　変わること、変わらないこと』はじめに、創元社、二〇一八年）

精神疾患（DSM-5）の日本語病名・用語について

一　はじめに

DSM-5[1]の病名や用語に対してさまざまな訳語が用いられ混乱が起きることのないように、日本精神神経学会として、「DSM-5病名・用語翻訳ガイドライン（以下ガイドライン）」を作成することが平成二十四年度理事会で決定された。そこで日本精神神経学会精神科用語検討委員会は、精神科関連一五学会・委員会の代表者とで、日本精神神経学会精神科病名検討連絡会（以下連絡会）を組織し、筆者が議長に任命された。これまで、議長として、精神神経学雑誌[4]、DSM-5日本語版[5]に序文を書いてきたが、ここでは連絡会での議論を思い出しつつ、日本語病名を決めた経緯を主なものに限って紹介してみたい。

二　病名・用語ガイドライン作成の経過と方針

平成二十四年二月に行われた第一回連絡会から総計一七回にわたり会議を重ねた。関連学会・委員会に、それぞれが専門とする領域の病名の翻訳案を作成するように要請した。その際、特定用語をどこまで訳すかの判断を各学会に委ねた。

連絡会では、各学会・委員会が起案した翻訳案をメンバー全員で検討し、それを受けて各学会・委員会で案を練り直してもらい、さらにそれを連絡会で検討するという作業を繰り返した。

病名・用語を決めるに際しては、日本医学会の用語委員会の方針に沿うかたちで、①患者中心の医療が行われるなかで、病名・用語はよりわかりやすいもの、患者の理解と納得が得られやすいものであること、②差別意識や不快感を生まない名称であること、③国民の病気への認知度を高めやすいものであること、④直訳が相応しくない場合には（語義をふまえて）意訳を考え、アルファベット病名はなるべく使わないこと、などを基本方針とした。[4]

連絡会は各専門学会が練り上げた翻訳案を最大限尊重した。たとえば、児童思春期の疾患では、病名に障害とつくことは、児童や親に大きな衝撃を与えるため、「障害」を「症」に変えることが提案された。不安症およびその一部の関連疾患についてもおおむね同じような理由から「症」と訳すことが提案された。さらに連絡会では、disorderを「障害」とすると、disabilityの「障害（碍）」と混同され、しかも〝不可逆的な状態にある〟との誤解を生じることもあるので、ＤＳＭ-５の全病名で、「障害」を「症」に変えた方がよいとする意見も少なくなかった。日本不安障害学会は、機能が正しく作動しないというdisorderの持つ原義を考えて、訳としては、やまいだれに正と書く「症」が最も適切であると主張した。その一方で、すべてを「症」とすると、たとえば不安症のように、語感が柔らかくなり、不安性と誤解されるなどして、過剰診断・過剰治療につながる可能性があるなどの反対の意見も少数ながらあった。結局十分な議論を尽くせないままに時間切れとなり、ガイドライン初版では、学会の要望の強かった児童青年期の疾患と、不安症およびその一部の関連疾患に限り変えることにした。これにより、「障害」と「症」が混在することになったが、移行期にあることから混在を容認することにした。筆者個人としては、将来は徐々に「症」あるいは「病」に変わるのがよいと考えている。

そもそも豊嶋良一[6]が述べているように、「障害」は「疾患・疾病・病気」の帰結としての「機能・能力の低下した状態」を指すものである。一方、ＤＳＭの診断単位に用いられているdisorderは、「疾患・疾病・病気」に相応する語義を持っている。したがって、ＤＳＭ-Ⅲの翻訳時点から、disorderに「障害」をあてたことは適切ではなかったと言うことができる。ちなみに、ＤＳＭ-５ではmental disorderを精神障害ではなく精神疾患と訳した。したがって書名は、精神疾患の診断・統計マニュアルである。これは、従来では心因性や反応性、変奇など狭義の疾患には含まれないと考えられてきた病気も含めて、mental disorderはすべて医学的な疾患に属するというＤＳＭ作者たちの基本的な理解に則ってのことである。たとえば、○○due to another medical conditionという用語のanotherという単語から、mental disorderをmedical conditionの一部として位置づけていることが分かる。さらに言えば、ＤＳＭは究極的には、身体（脳）の機能・構造で説明できる対象としての精神疾患の分類をめざしているのではなかろうか。

なお、今回の訳出にあたって、「症」と変えた場合あるいはＤＳＭ-Ⅳから引き継がれた疾患概念で旧病名がある程度普及して用いられている場合には、たとえば前者の例としてパニック症／パニック障害のように、後者の例としてうつ症（ＤＳＭ−５）／大うつ病性障害のように、新たに提案する病名とともに旧病名をスラッシュで併記することにした。

三　神経発達症

いわゆる知的障害は、ＤＳＭ−５では、intellectual disabilitiesとなり、disabilitiesを訳に現すために知的能力障害群と訳した。かたやＩＣＤ−10ではmental retardation精神遅滞のままであり、臨床現場でＭＲと略されるなど、いまだに侮蔑的な意味合いを持つ用語が残されて用いられていることは問題である。

新しく登場した病名autism spectrum disorderは、これまで学術論文で用いられてきており、自閉症スペクトラム障害と訳されることが多く、専門外の文書やマスコミなどでも一般的になりつつあった。しかし一つの病名の中に、症と障害の両者を含むことはリダンダントであるという理由から、ＤＳＭ−５の病名としては、autismを自閉と訳して、かつ児童・青年期の精神疾患は原則disorderを症とすることから、自閉スペクトラム症とした。

四　精神病性障害とその関連疾患

妄想性障害の特定項目erotomanic typeの妄想の主題は、「他者が自分を愛している」ということである。したがって従来の訳「色情型」は適切ではなく、その妄想内容を表す「被愛型」に変更した。paranoid personality は、妄想性パーソナリティ障害と従来訳されてきた。他人の動機を悪意あるものと解釈する性格を特徴とするパーソナリティ障害である。したがって「妄想性」よりもよく病態を反映する「猜疑性パーソナリティ障害」と訳すことにした。

五　うつ病（DSM-5）・双極性障害

major depressive disorder（MDD）と major depressive episode（MDE）あるいは depressive disorders（DD）などをどのように訳し分けるかをめぐって、日本うつ病学会用語検討委員会が長い期間をかけて議論を繰り返してきた。DSM-5の病名翻訳はこれらの議論を反映したものとなっている。

従来DSM日本語版では、MDDを大うつ病性障害（あるいは簡略に大うつ病）と訳してきた。しかし major が意味していることは、うつ状態が一定以上に〝重症〟であるということであり、major を「大」と訳したのでは、語義を適切に表現できていなかった。たとえばいまだに、従来診断の内因性うつ病が大うつ病として再定義されたと誤解されていることも珍しくない。しかも大うつ病という病名は精神科医の間では理解し合えても、他の診療科の医師あるいは一般社会には広く浸透していない。一方、ICD-10ではMDDにほぼ相当する診断単位が depressive episode であるが、これは「うつ病性エピソード」と訳されている。

「うつ病」とはなにか、その概念をめぐっては、さまざまな立場がある。詳解は他書[2,3]に譲るとして、今日、臨床で「うつ病」というときには、主としてＤＳＭの「大うつ病性障害」あるいはＩＣＤのうつ病性エピソードを指している場合が大半であろう。さらにＤＳＭ-Ⅳまでとは異なり、majorに対してminor depressive disorderが定義されていないので、それぞれを「大」と「小」とに訳し分ける必要性がなくなった。

以上の事柄を勘案して、ＭＤＤに「うつ病」をあてることにした。ただし、伝統的精神医学で使われてきた「うつ病」はＤＳＭ／ＩＣＤの概念より狭義であるため、この概念で用いられる「うつ病」と混乱をきたさないために、ＤＳＭで定義される「うつ病」であることを明示して、「うつ病（ＤＳＭ-5）」と訳すことに決めた。

そうなると、そのほかの分類名に出てくるdepressive、たとえばＭＤＥやＤＤを従来のように「うつ病性エピソード」、「うつ病性障害」と訳すと、「うつ病」そのものの語義が拡散するおそれがある。またＭＤＥは、ＭＤＤでも双極性障害でも現れる症状群である。うつ病と双極性障害が分離された今、ＭＤＥを「うつ病性エピソード」とし、「双極性障害のうつ病性エピソード」という用い方をすると、一貫性に欠けることになる。これを避けるため、それぞれを「抑うつエピソード」、「抑うつ障害」と訳すことにした。

六　認知症（ＤＳＭ−５）および軽度認知障害（ＤＳＭ−５）

neurocognitive disorders（神経認知障害群）という大カテゴリーが設置され、大きくdelirium（せん妄）とneurocognitive disorderから構成されている。後者はさらにmajor neurocognitive disorder（ＭＮＤ）とmild neurocognitive disorder（ｍＮＤ）に分けられている。ＭＮＤは従来のdementiaにおおむね相当する（蛇足ながら記憶障害が必須ではなくなった）。そこでＭＮＤを認知症（ＤＳＭ−５）と訳すことにした。一方ｍＮＤは従来から用いられているmild cognitive impairment（ＭＣＩ軽度認知障害）と誤解されないために、軽度認知障害（ＤＳＭ−５）と訳すことにした。

七　その他

gender identity disorder（性同一性障害）は米国の当事者たちの要望を受けてgender dysphoriaに変更された。性同一性障害という病名は個人の人格（の統合）に問題があるという誤解を生みがちで、スティグマにつながりやすい。そこで従来自己の性別に違和感を持つ状態を指す用語として使われてきたgender dysphoria（性別違和と訳されてきた）を病名として用いることが決まったようだ。anorexia nervosaは、神経性無食欲症、拒食症などと呼ばれてきたが、摂食障害学会では、疾患の中核的病理であるやせ願望を病名として採用し、神経性やせ症と訳すことに決めた。bulimia nervosaは従来どおり神経性過食症、新たに登場したbulimic disorderは過食性障害とした。ほかにも、語感が強い虚偽性障害（factitious disorder）は作為症を、音がてんかんと同じで誤解を招きやすい転換性障害（conversion disorder）は変換症を推奨した。

八　おわりに

平成二十五年十月には、ガイドライン（案）に関するアンケートを配り理事・代議員各位の意見を求め、またホームページに掲載して一般会員からも意見を寄せてもらい、これらのご意見を参考にして、さらに議論を重ねガイドライン初版を作成した。このアンケートの結果は学会ホームページに掲載してあるので参照されたい。

意見の解析の結果、連絡会の案はおおむね承認していただけたと判断した。しかし、反対意見が目立った病名があり、また少数意見ながらも貴重な指摘もあった。また、プレスリリースのあと、患者会あるいは教育分野の組織などから、さまざまな意見が寄せられた。連絡会では、これらの意見を参考にしながら、またどのような訳語が精神科臨床で頻用されるかを見極めながら、ＤＳＭ-５の病名・用語に関して検討を加えていく予定である。

二〇一七年には、ＩＣＤ-11の発表が予定されている（注：二〇一八年に導入版が発表された）。ＩＣＤ-11はＤＳＭ-５とハーモナイズされるようであるが、それでも独自の概念や病名が登場することが予想される。連絡会では、これらの診断基準に登場する病名・用語の翻訳を検討しつつ、今回の翻訳ガイドラインにも修正を加えていく予定である。

なお、本論文に関して開示すべき利益相反はない。

精神神経学雑誌では、「DSM-5を理解するための基礎知識」をシリーズで説明している。訳語についても各領域の関係学会の意見が紹介されているのでご覧いただきたい。

文献

（1）American Psychiatric Association：Diagnostic and Statistical Manual of Mental Disorders. Fifth Edition DSM-5, Washington DC, 2013
（2）神庭重信：うつ病の論理と臨床。弘文堂、東京、二〇一四
（3）松浪克文：現代のうつ病論―診断学的問題。神庭重信、黒木俊秀編：現代うつ病の臨床。創元社、大阪、七五―九七、二〇〇九
（4）日本精神神経学会精神科病名検討連絡会：DSM-5病名・用語翻訳ガイドライン（初版）精神神経学雑誌一一六：四二九―四五七、二〇一四
（5）American Psychiatric Association：Diagnostic and Statistical Manual of Mental Disorders Fifth Edition. APA, Washington DC. 2013（日本語版用語監修　日本精神神経学会、高橋三郎、大野裕監訳：DSM-5　精神疾患の診断・統計マニュアル。医学書院、東京、二〇一四）
（6）豊嶋良一：米国DSMをどう読むか：DSM-5英語病名の邦訳問題を含めて。最新精神医学一九：三七五―三八五、二〇一四

（『臨床精神医学』第四三巻増刊号、二〇一四年）

ナンシー・C・アンドリアーセンの精神医学書

【診断と薬物療法】

『DSM-5®を使いこなすための臨床精神医学テキスト』（原題：Introductory Textbook of Psychiatry, 6th edition）には、二つの大きな特徴がある。

その一つは、米国の教科書らしく、『DSM-5®精神疾患の診断・統計マニュアル』（以下DSM-5）にのっとった疾患分類に沿って章立てされ、それぞれの疾患の解説が診断基準とともに紹介されていることである。読みこなすのが容易ではないDSM-5自体に比べ、本書は疾患の説明が簡潔にして要を得ているので、精神医学の初学者にとって、DSM-5の主要な問題をざっくりと理解できる格好の教科書となっている。このことが、訳者らが本書の和文タイトルを、『DSM-5®を使いこなすための臨床精神医学テキスト』としたゆえんであろう。この教科書は初版が一九九〇年に発刊され、以来改訂を繰り返し、今日にいたるロングセラーとなっている。

第二の特徴は、この教科書がわが国でも評価の高いアイオワ大のナンシー・C・アンドリアーセンと同僚の医学教育者ドナルド・W・ブラックの二人の手で書かれていることである。読者はきっとアンドリアーセンがどのような教科書を書いているのかに興味を魅かれずにはいられないだろう。

わが国にも精神医学の教科書は数多い。私も教科書を編集している一人なので、その構成には共通した特徴がみられることを知っている。まず総論に多くの紙面が割かれ、精神医学史、症候学、診断学、精神の発達、神経科学的基盤の解説、検査、治療方法が説明される。続いて各論に入ると、主要な疾患により多くの説明が加えられ、あまり遭遇しない疾患はおざなりに済ませてしまいがちである。

これに対して本書では、総論は簡潔で、「診断と分類」「面接と評価」「精神疾患の神経生物学と遺伝学」の三章のみである。各論ではDSM-5の疾患順に章が並び、それぞれの章に比較的均等に紙面が割かれ、鑑別診断や治療が日本の教科書に比べてかなり実践的な内容に仕立てられている。これは米国では、医学生がベッドサイドで精神医学の臨床実習をかなり踏み込んで体験するためかもしれない。また、統合失調症やうつ病（DSM-5）・双極性障害はもとより、神経発達症、PTSD、性別違和、パラフィリア障害などの記述が充実しており、米国精神医学にその進歩の多くを負う疾患について知識を整理するのに都合が良い。一方で、米国の精神科医がかかわらないてんかんや脳波の説明は扱われていない。

本書の監訳者は、意外なことに、神経科学の世界で著明な業績を挙げているジョンズ・ホプキンス大の澤明教授である。話は横にそれるが、この意外性について少し触れてみたい。米国の教科書として私の印象に残っているのが、駆け出しのころに読んだソロモン・H・スナイダーの『最新精神医学入門』（原題：Biological Aspects of Mental Disorder，1980／翻訳：松下正明、諸治隆嗣、星和書店：一九八一）

である。スナイダーは、ＤＳＭ‐Ⅲ以前の精神医学すなわち精神分析学のトレーニングを受けた精神科医であり、当時は精神薬理学の気鋭の学者でもあった。彼は、この教科書において心理学的見方と生物学的立場との統合を試みたことを序文に書き残している。

なぜこの話をするのかというと、澤先生は、『最新精神医学入門』の訳者の一人である松下先生に精神医学を学び、その後にスナイダーの直弟子として神経科学の道を進まれた方だからである。そして彼の関心も二人の師と同じく、脳科学と心理学との統合にあるとお聞きしたことがある。だから澤先生がアンドリアーセンの教科書に強い関心を持ったのも納得できる。それは彼女が、生物学的精神医学の巨塔の一人でありながら、米国でＤＳＭの安直な用いられ方が蔓延し、精神科医の患者理解の劣化をもたらしたことを嘆いたことでも知られるからである。

本書は比較的楽に読みこなせるテキストである。全章を読み終えたときには、自然とＤＳＭ‐５が定義する精神疾患の診断と治療の進め方が身につくはずである。これで、いわゆるＤＳＭ‐５をチェックリストとして用いてしまうわなに陥ることはなくなるであろう。さらに欲を言えば、読者には、本書を振り出しとして、一九年の時間を経たＤＳＭ‐ⅣからＤＳＭ‐５への改訂の背景で起きた議論をたどり、ＤＳＭ‐５の評価できることと未だに不十分なことを吟味できるようになっていただきたい。

（『週刊　医学界新聞』第三一四九号、二〇一五年）

精神疾患の分類とは何か

DSM-5（二〇一三）が発表された直後に、「DSM-5は、そのカテゴリーに妥当性がない、バイブルではなく辞書（ラベルづけ）に過ぎない。しかも評価者間一致度が低い」と批判したのは米国NIMH所長のトム・R・インセルである。これに対して、DSM-5のチームを率いたデービッド・J・キューファーは以下のように反論した。「我々は、生物・遺伝マーカーを何十年も待ったが、道はほど遠い。我々は、毎日苦しむ患者に対処しなければならない。いつの日にか起こる何かを待つわけにはいかない」。このインセルとキューファーの応酬のなかに、DSM-5がもつ基本的な問題は議論しつくされているように思う。

かつて英国の精神医学者ロバート・E・ケンデール（一九八八）は、DSM-Ⅲの登場を受けて以下のように述べた。「DSM-Ⅲの最も重要な達成は、精神障害の二〇〇ものカテゴリーに操作的定義を与えた点にある。これらの定義の多くは完全に恣意的であり、他の案と比較したうえで採用されたものではない。それらは少数の人たちによって転用されたり創り出されたりしたものにすぎない。しかし、どこかでスタートが切られなければならなかったのである」。この言葉は、DSM診断体系とはそもそも何だったのかを的確に描写していると思う。そしてスタートは切られ、操作的用語で定義されたカテゴリーを対象として、実証的な研究が世界中で行われ、膨大な量の研究成果が蓄積された。ＤＳＭの改訂は実証的根拠と議論に基づいて初めて可能となる。実際ＤＳＭ-５には、随所に実証的研究が反映された改訂の跡が見てとれる。

蛇足かもしれないが、ＤＳＭ診断を用いる場合に重要なことを挙げておきたい。一つは、症状・症候をより正しく見極める力である。そのためには、精神科面接の力と精神病理学の基本、なかでも記述精神病理学を身に付けていることが前提となる。さらに、伝統的診断であれＤＳＭ／ＩＣＤ診断であれ、これらはあくまで「病」の診断のためのものであることを忘れてはならない。「病」の診断は、「病をもつ人」を知ろうとする精神科医の尽きることない試みの一部にすぎない。「病をもつ人」への関心、共感、尊敬のない診断は、分類のための情報でしかなく、臨床医の診断ではない。

本シリーズの目的は、精神科診断学を歴史的に俯瞰しつつ、ＤＳＭ-５を理解することである。さかのぼって、伝統的な精神医学が精神疾患をどのように概念化してきたのか、それはＤＳＭ／ＩＣＤの診断体系にどのような影響を与え、ＤＳＭ-Ⅲ／Ⅳはどのような議論を経て作られたのか、そしてＤＳＭ-５では、何が変わり、何が変わらなかったのか、そしてそれはどうしてなのか、これらの精神科診断学の歴史をふまえて初めて、ＤＳＭ-５を今日の臨床のなかに適切に位置づけることができると思う。そしてこの目的は、各領域の専門家の執筆によって、十分に達成されていると思う。

本シリーズを手にする読者は必ず、豊穣な精神科診断学の世界と出会い、診断学という精神医学の基幹知識を身につけていただけると思う。

（神庭重信総編集『ＤＳＭ-５を読み解く』序、中山書店、二〇一四年）

向精神薬の処方マナー

【診断と薬物療法】

多剤併用処方の問題が指摘されて久しい。我が国では、従来抗精神病薬の併用数・投与量とベンゾジアゼピン系薬剤の処方量が多かったところへ、処方しやすいＳＳＲＩやＳＮＲＩが登場すると、抗うつ薬の多剤併用も目立つようになった。

大半の医師たちは、向精神薬の併用薬剤数をできる限り減らしたいと考え工夫を凝らしてきたと思う。そこへ、多剤を併用処方すると一律に診療報酬が減算されることが決められた（二〇一四）。ただし、精神科専門医で薬物療法についての研修を受けた医師は（抗うつ薬と抗精神病薬に限り）除外されることになった。この決定をきっかけとして、日本精神神経学会は多剤併用を避けるために必要な情報を提供すべく研修の機会を設けた。本書は、講義を担当した講師陣が研修時の資料を基にして制作したものである。向精神薬の多剤併用を作らないための非薬物療法上の工夫、多剤併用のリスク、多剤併用の状態から安全に減薬するための方法などに絞って精神疾患の薬物治療を解説した、他に類を見ない精神薬理学のテキストである。

総論の第一章では、睡眠薬や抗不安薬などの過剰投与につながりやすい薬物依存の知識が紹介されている。重度の薬物依存の患者を診察する機会は多くはないかもしれないが、この章は、薬物の乱用、依存、中毒などが誰にでも起こりうる現象であり、それらの概念、知識を整理しておくことが重要であることを伝えてくれる。総論は続いて薬物相互作用の解説へと移る。多剤併用時には、薬物間に予想外の相互作用が生まれ、投与量と作用部位の濃度との間に思わぬ乖離が生じる可能性がある。投薬の際には、患者の体内で起こり得る相互作用を推測して処方箋を書く習慣を身につけておくのがよいと思う。

各論では、抗不安薬、睡眠薬、抗うつ薬、抗精神病薬のそれぞれについて、多剤併用になりやすい状況とそれへの対応、多剤併用のリスクとベネフィット、多剤併用処方の安全な減薬法などについて具体的な解説が加えられている。

薬物療法には陥りやすい罠がある。それは、処方した薬物に期待される効果が認められないとき、診断と治療法を改めて見直すべきであるのに、直ちに薬物の種類や量の問題であると捉えてしまう思考の罠である。そもそも、その期待自体が正しいのか、はたしてどこまで達成できるものなのか、薬物療法以外に対応する方法はないのか、と考えを巡らすことが求められる。

精神科薬物療法のテキストは数多く出版されているが、多剤併用についてのまとまった知識と接する機会は意外と少ないのではなかろうか。しかしその重要性は、本書を手にしてもらえば一目瞭然である。いずれの章も、わかりやすく簡潔にまとめられた内容が、読みやすい意匠をもって記述されている。全章を読みこなすのにそれほど時間はかからない。読者諸賢が多剤併用に精通しワンランク上の薬物療法を身につけていただければ幸甚である。

（日本精神神経学会編『精神科薬物療法グッドプラクティス』まえがき、新興医学出版社、二〇一五年）

臨床精神薬理学の名著

本書は、"Kaplan & Sadock's Pocket Handbook of Psychiatric Drug Treatment" の第六版（二〇一四年）の翻訳書である。原著第一版は一九九三年に出版され、以来二〇年以上にわたるロングセラーとなり、改訂を繰り返しながら、そのつど最新の情報を正確かつ過不足なく読者に伝えてきた。翻訳書も、一九九四年に発刊されて以来、好評を得て今日に至っている。大きな改訂が加わらなかった原著第五版（二〇一〇年）は訳出を見あわせたので、今回の日本語版は第五版となる。

本書の特徴は、精神疾患の治療に用いられる薬物を、類似する薬理学的作用に基づいて分類していることである。そして、各クラスに共通する特徴を解説しつつ、個々の薬物のもつ特徴を紹介している。つまり、抗精神病薬、抗うつ薬という従来の分類ではなく、ドパミン受容体拮抗薬、選択的セロトニン再取り込み阻害薬（ＳＳＲＩ）などとして分類し、リチウムなどのクラス分類に当てはまらない薬物には独立した章を立てている。この分類法は初版から一貫して採用されているものである。本書が作用機序に依拠した分類を選んだことは、適切な方針であったといえる。それは、たとえばＳＳＲＩが抗うつ薬であるだけでなく後に不安症やＰＴＳＤにも効果が示されたり、あるいは一部の抗精神病薬が双極性障害にも有効であることが確認されるなど、向精神薬は疾患特異性が高くないと明らかになっているからである。

各章は、各クラスの薬物の主たる薬理学的作用、治療適応、使用上の注意点と有害作用、薬物相互作用、投与量と投与法から構成されている。なかでも、有害作用と薬物相互作用の記載が充実している点は特筆したい。これも第一版から変わらない特徴である。得てして医師は作用機序に関心を向けがちであるが、薬物療法を学ぶにあたり、まず知っておくべきことはその有害作用であり、相互作用である。

一九九〇年代に入ると、新薬の開発が相次ぎ、それらの治療効果が期待されるなか、製薬企業による大規模な喧伝とも相まって、我が国においても（それが一部であるとしても）薬物一辺倒な治療や過剰な投薬が広まったことは否めない。そのなかで、治験では予測できなかった副作用（ＳＳＲＩによる自殺念慮の賦活や衝動性の亢進など）が次々に報告され、その正否をめぐり国際的な論争がわき上がった。また専門家による講演や論文における利益相反が問題視されるようになり、ついには、特定の薬剤に有利なようにデータを捏造した事件が相次いで起こった。このように一時期、精神疾患の薬物療法も混乱の中にあったといえよう。しかしながら本書は、一貫して科学的に事実と向き合い、薬物療法のメリットとデメリットとを公正に記述する姿勢を貫いてきた。

私たちが本書を訳し続けるのも、本書には、国や人種の違いを超えて、よりよい薬物療法を行おうとする者にとっての必須の知識、普遍的な向精神薬の性質が正確かつ分かりやすく整理されて紹介されており、この点において本書が他に類をみない精神薬理学書であるからである。"Pocket Handbook" と名づけられていながら、収載されている情報量が多いのではないかと思われるかもしれない。しかし、薬物を安全かつ効果的に処方するために、身につけておかなければならない知識は決して少なくはないはずである。

（神庭重信監修、山田和男・黒木俊秀監訳『カプラン精神科薬物ハンドブック 第五版』メディカル・サイエンス・インターナショナル、二〇一五年）

コラム1　マインドとメンタリティ

高次精神の発生は、系統発生と個体発生に注目するだけでは説明できないとレフ・S・ヴィゴツキーは考えた。原始人を文化人に変えた歴史的発生という大きな軸があり、それは文化・社会に応じて、極めて多様な形態を取るため、いきおい人の行為は複雑で多様なものとなる。

心をマインドとメンタリティに分けてみることができる。前者は普遍で不変なもの、人類に共通する神経機構に依存する機能であり、後者は文化により変容を受け、その文化に最も適した心のプロセスとして、取り込まれ、やがて内在化して、無意識的行動となるものである。心は人間的環境への適応の産物であり、また適応の道具でもある。人は特定の文化の中に生きることにより、それに適した文化的行動を身につける。文化が好ましいとして助長する行動を人は受け入れていくため、人間行動の多くは文化的に条件づけられているといえる。

そうした文化的行動を備えた人は、文化内の諸資源を取捨選択しながら、新たな文化を造形し、維持しながら生きていく。たとえば人は、個人の意識からは外在しながらも、現実性があり、かつ個人の意識に拘束力を与えるものとして「集合表象」を生み出してきた。それは、神や先祖霊などの宗教的表象、あるいは「人はかくあるべし」といった道徳的表象などであり、個人を共同体に縛り付け規制してきた文化的所産である。

（『「うつ」の構造』、弘文堂、二〇一四年）

第二部
日本精神神経学会によせて

精神科の専門研修を考えている先生へ

日本精神神経学会は一一五年の歴史と伝統をもち、現在の会員数は約一万七〇〇〇名（うち専門医一万一〇〇〇名）にのぼり、五〇を越える委員会がそれぞれ活発に活動しています。その目標は、一人でも多くの方に優れた精神科医になって頂くこと、精神医学・医療をさらに発展させること、患者さん・ご家族の権利を擁護することであり、すべての活動のゴールは、患者さん・ご家族から深く信頼して頂ける精神医療をこの国に築くことなのです。

ちなみに、精神疾患は五大疾病の一つに位置づけられており、ＷＨＯ（世界保健機関）は、世界的に精神疾患は今後ますます重要になるだろうと予測しています。主な精神疾患の例を挙げると、発達障害、うつ病、双極性障害、統合失調症、パニック症などの不安症、強迫症、適応障害やＰＴＳＤなどのストレス関連疾患、物質依存・嗜癖行動、睡眠障害、てんかん、認知症などであり、治療の場として外来・病棟のほかに、コンサルテーション、精神科救急などがあり、専門医研修では、これらの基本的な診断と治療の力を身につけて頂きます。加えて精神科医は、周産期メンタルヘルス、児童虐待、不登校、いじめ、ひきこもり、職場や学校のメンタルヘルス、緩和ケア、精神鑑定などにも関わります。

したがって精神科医が活躍する場も多岐にわたります。病院やクリニックに加えて、産業精神衛生の現場、県や市の精神保健福祉センター、大学の学生相談センター、心理・教育系の学部、司法関係の職場などがあります。このように選択肢が多いので、妊娠・出産、子育てや介護などのために仕事を休むことがあっても、現場復帰がしやすい診療科であるといえます。

同じく学問の幅も広く、精神医学の射程は、精神療法、心理学、精神病理学、精神薬理学、神経生理学、脳画像研究などに加えて、神経心理学、社会学、脳科学、分子生物学などにもおよび、「こころと脳」の謎に迫っています。

「先生にとって精神医学の魅力は何ですか」と聞かれれば、ぼくは「こころと脳」という謎に満ちた世界を対象としていることだ、と答えます。実際の臨床に即して言えば、目の前の患者さんのこころを、そして脳・神経の働きを知ろうと試みることです。傷ついたこころを知り癒すためには、精神科医自身のこころを動かす必要があります。相手の脳・神経の働きを知ろうとするためには、脳科学や神経学の最新知識が必要です。つまり精神科医は、自らの「こころと知識」を総動員して、相手の抱える「こころと脳」の問題を知ろうとするのです。このときに私たちは、患者さんを支えながら、相手の希望や価値観を中心に置いて、患者さんの人生の質を最大化することを目指して診療にあたります。

一言付け加えると、自らのこころを治療手段とする精神科医にとって、無駄な人生経験というものはないのです。誰一人避けることのできない苦しい体験、例えば失敗、挫折、喪失など、それがどのような経験であれ、すべての経験が、患者さんの抱える苦悩や窮境のより深い理解とより適切な診療へと生きるのです。プロフェッショナルとしての経験に加え、人生の経験を積み重ねることで、さらにひと味違う診療ができるようになる、そのような職業です。精神科医は何とも人間的な職業ではないでしょうか。

最後になりましたが、一人でも多くの方が、この素晴らしい職業に就き、私たちの仲間の一人となってくださることを切に願っています。

（日本精神神経学会ホームページ、二〇一七年）

専門医制度改革：卒後研修について

日本専門医機構（以下、機構）が昨年五月に発足した。精神科を含む一八の診療科に、新たに設けられる総合診療科を加えた一九診療科が基本診療科として位置づけられ、従来各専門学会が認定していた専門医を機構が一括して認定することになる。これは、厚生労働省医政局が設置した「専門医のあり方に関する検討会」の報告書（二〇一四年四月）に則った動きである。学会毎に異なっていた従来の認定基準をできる限り標準化し、それを高いレベルに維持すること、さらに患者の視点に立った、患者にわかりやすい制度とすることを大きな目的として、中立的な機関が認定を行うことになった。この制度の発足により、医師資格を取得した者は、初期研修医として二年間の卒後研修を終えた後に、専攻医となり基本領域のいずれか一つの専門医を取得することが求められる。二〇一七年度からは機構が承認するプログラムのもとに専攻医が育成され、二〇二〇年には機構の認定を受けた精神科専門医が誕生する予定である。従来の学会認定の専門医は、一定の条件をクリアすることで機構認定の専門医へと身柄を移していく。

機構の掲げるこの理念は、学会専門医の基本姿勢である「山内答申（一九九四年）」に沿うものであり、さらに専門医制度の質の向上につながる改革となり得ることから、本学会では、武田雅俊理事長を委員長とする専門医制度整備委員会（以下、整備委員会）を立ち上げ、各専門医関連委員会と協働して準備を進めてきた。そこで精神神経学雑誌では今号から、巻頭言において、卒後研修、施設認定、生涯教育（更新）、認定医試験の分野で議論されていることを紹介する。

喫緊の課題は、専門医機構から課せられた専門研修プログラム整備基準の作成であった。整備基準は、専門研修の目標・方法・評価方法の骨子をまとめた研修カリキュラムと、このカリキュラムの内容を習得する段取りを書き込んだ研修プログラムとから構成されている。整備委員会は、この整備基準が機構の要請する水準に達するまで、いく度となくヒアリングを受け、そのつど書き直しを求められてきた。

研修カリキュラムは、従来の研修手帳に記載されている知識・技能を改定し、これらを年次毎の到達目標として再構成したものとなっている。改定に際して、機構から、医療安全、感染対策、医療倫理の三項目を必須事項として位置づけられており、加えて医療事故・医事法制、医療経済、EBM医療などを学習することが望まれている。また最先端の医学・医療を理解するとともに、科学的思考法を体得するために、臨床ないし基礎研究に携わり、これらを発表する能力を養うことも要請されている。さらに目をひくのは、「医師としての適性」の評価が求められていることである。

一方プログラムであるが、今から二年弱の短い間に、日本全国に、専門研修基幹施設と連携施設とから構成される研修施設群を張り巡らせる必要がある。それぞれの施設群は独自のプログラムを作成し専攻医に提示する。専攻医はいずれか一つのプログラムを選択し、必要に応じて群内の施設を移動しつつ、プログラムに沿ってカリキュラムをこなしていく。詳細は次号の巻頭言に譲るとして、それぞれの施設群には、受け入れ人数にふさわしい指導医数、管理体制などが求められる。

新制度では、指導医による指導・評価は従来よりも頻回かつ綿密に行われる。専攻医の評価をコメディカルにも求める多職種評価の導入も検討されている。一方、指導医の側にもファカルティ・ディベロップメントなどによる指導技能の向上や専攻医からの評価を受けることなどが求められる。

このように、日本の専門医制度は大きく舵が切られようとしている。機構も学会も両者ともに手探りで進んでいるようであるが、二〇一七年（注：実際には二〇一八年度からの開始にずれ込んだ）の一斉スタートが宣言された以上、置いてきぼりを食うわけにはいかない。会員各位の意見を聞きつつ、学会の総力を挙げて、誇れる制度を築き上げていきたいと思う。

（『精神神経学雑誌』第一一七巻第五号、巻頭言、二〇一五年）

認知症の分類問題：そもそも精神疾患とはなにか

年明け早々に、認知症群がすべてＩＣＤ-11の神経疾患の章に移されるという問題が浮上した。先月号の巻頭言で武田雅俊理事長が本学会の意見とその根拠について触れたので、今回はこの問題を別の角度から見てみたい。

ＩＣＤ-11分類は、第一章の感染症に始まり、第二章の新生物と続き、現時点で、精神疾患は第六章に、神経疾患は第八章に置かれている。ＩＣＤ-11の精神疾患を担当するグループと神経疾患を担当するグループは、認知症の分類について、かねて以下の合意に達していた。すなわち、認知症は神経症状に加え、精神および行動の症状としても現れる症候群で、しかも原因が確定できない場合もあるのだから、症候群としての認知症は精神疾患に、アルツハイマー病、レビー小体病などの原因が明確な変性疾患は神経疾患の章に配置するという折衷案である。ところが、全疾患にコードを付け、それを章としてまとめる作業を担当するグループは、この合意があるにもかかわらず、認知症をすべて第八章（神経疾患）に移動させたのである。聞いたところでは、統計を取る上で、一つの章にまとめた方が都合がよいからだとのことである。

この動きに対して海外の主立った学会（二〇を上回る）は反対意見をＷＨＯに送った。ある国は、将来精神科医が認知症患者を治療しても、それに対し保険会社が支払いを認めなくなる可能性を懸念していた。ＩＣＤ-11の精神疾患のグループは、これらの意見を受けて、一一頁にわたる緻密で説得力に富む意見書を作成し、分類を変更したグループに届け出た。現状を漏れ聞く限りでは、認知症がどのように分類されるかは確定していない。ＩＣＤ-10の時がそうであったように、ぎりぎりまで紆余曲折することが予想される。

認知症が精神（mental）の疾患か神経（nerves）の疾患かというこの問題は、素朴な二元論をなぞったような現在の分類法の論理的瑕疵を露わにしたと思う。はたして神経基盤で説明できない精神の病は存在するのだろうか。あるとすればそれは、精神が与えられるべき自由を他者の都合で縛るために作られる病なのではなかろうか。

精神疾患の生物医学的研究は長年にわたりその病態を探索してきた。効果サイズが小さい、分散が大きいなどの問題を克服する必要が残されているものの、精神疾患のリスク遺伝子は絞り込まれ、脳細胞研究、神経画像・回路研究、末梢バイオマーカーなどで特徴的な現象が観察されている。これらの研究と臨床（主に量的）研究の成果のなかで、合意に至った特徴は、診断と分類の改訂に取り入れられ始めている。道はまだ遠いが、トーマス・サス（T. Szasz 2012）のような精神医学批判の論客をして、「精神疾患は医学的疾患であり、精神医学は医学の一分野である」と認めさせるに至っている。

さらに近年、米国、欧州そして日本は、神経回路の全貌を明らかにするプロジェクトを立ち上げた。なかでも米国の計画BRAIN Initiativeは、アポロ計画、ゲノム計画に続く大規模計画と位置づけられている。かつて脳波の発見により、てんかんの病態が一気に明らかにされたように、革新的技術の創出が、精神疾患の神経基盤について飛躍的な理解をもたらすだろう。

いずれの日にか作られるＩＣＤ－Ｘにおいて、統合失調症や双極性障害、強迫症、パニック症、ＰＴＳＤなどを神経疾患の章に分類しようとする動きが出てこないとも限らない。あるいはその時を待たずして、病棟やチーム医療などの治療構造さえあれば、精神科医でなくても、統合失調症を治療できるという主張に出会うかもしれない。

その主張の是非を決めるのは、誰が精緻な診断ができ、最もよい治療を提供できるのかという判断だと思う。精神医学はその長い歴史のなかで、膨大な知の体系を築き上げてきた。その過程では、悔やまれる過去を背負い、精神疾患は神話だと批判されたこともある。しかし、まさにこの歴史を乗り越えてきた医学であるということが、他の医学が決して迫ることのできない精神医学の優位性を保障していると私は考える。

（『精神神経学雑誌』第一一九巻第六号、巻頭言、二〇一七年）

理事長就任に際しての所信

先の六月十九日に行われた新理事会で理事長に選出されました。とても光栄に思いますとともに、本学会のさらなる発展のために力を尽くす覚悟でいます。私は武田雅俊理事長のもと副理事長として五年間にわたり学会運営にかかわってきました。これらの活動に継続性をもたせつつ、新たな計画を加えて、学会活動をさらに活発にしたいと思います。以下にその骨子を列挙します。

一、新専門医制度では、医師の知識と技術の相互研鑽に加えて、当事者の気持ちや価値観を中心においた治療を行える精神科専門医の養成が求められています。このために卒後研修ならびに生涯教育に役立てていただけるように、学術総会や各地での研修会、eラーニング、テキスト作成など、研鑽の機会と資料の充実を図ります。

二、ICD-11は予定では二〇一八年に発表されることになっています。本学会が責任をもって、ICD-11「精神、行動及び神経発達の疾病（仮題）」を翻訳・出版します。ICD-11（あるいはDSM-5）を適切に用いるためには、精神症状をしっかりと把握して記述することが必要です。ICD-11が導入されるこの機に、精神病理学、精神科診断学の知識をどこまで、そしてどのように学んでもらうかについて検討し、それを提案します。

三、標準的な治療ガイドラインの作成に着手します。標準的な治療を身につけることは専門医の教育に欠かせません。また、医療を受ける当事者にとっても、わかりやすい治療方針を学会が提示することが求められていると思います。これまで医学情報センターでは国内外の治療ガイドラインの調査研究を進めてきました。私は、これまでの成果を活かし、それに多くのステークホルダーの意見を反映させた形で、治療ガイドラインの作成に漕ぎ着けたいと考えています。このため、精神科七者懇談会、関連諸学会などを含めた検討の場としてのガイドライン検討委員会を設置したいと思います。

四、精神医学研究の発展をめざして、若手研究者の育成支援、研究者の交流や共同研究の促進など、本学会ができることを検討し実行したいと思います。また、研究推進委員会の活動を活性化させることで、本学会が、わが国の「脳とこころの研究」におけるオピニオン・リーダーとなることが必要だと考えています。

五、各種委員会において若手会員や女性会員の一層の活躍を期待しています。また、会員には委員会活動の様子をさらによく理解してもらうことが必要だと考えています。広報委員会を通じて、相当量の情報を発信してきましたが、これに加えて各地で行われる教育研修の場などで意見交換をできる機会を作ります。

六、学会の国際化を一段と進めます。世界精神医学会（WPA）、米国精神医学会（APA）および王立オーストラリア・ニュージーランド精神医学会（RANZCP）、アジア精神医学会（AFP

A）などとは、顔が見える親密な連携ができあがっています。この相互交流がもたらす具体的な成果を、たとえばPCN、精神神経学雑誌、ガイドライン検討委員会、専門医の各種委員会、メルマガなどを通して、会員に還元したいと思います。

七、本学会はこれまでも、公益法人の運営を規律正しく行い、監督省庁の立ち入り検査でも優良な評価を得ることができました。これを継続するとともに、事務局機能をさらに高めたいと思います。

偏見と差別のため、あるいはその難治さゆえに、精神疾患を抱える当事者・ご家族の方々は、つらい思いをし、不利で不当な状況におかれがちです。私は、日本精神神経学会の諸活動が究極的にめざすところは、「当事者・ご家族から信頼していただける最善の精神医療をこの国に築く」ということに尽きると考えています。このことを実現するためには、本学会、大学、総合病院、精神科病院、精神神経科診療所、その他の関連する諸施設、諸団体、多職種が相互に緊密に連携すること、さらに近接の諸学と協働することが欠かせません。ここに会員諸氏のご理解とご協力をお願い申し上げます。

（『精神神経学雑誌』第一一九巻第八号、巻頭言、二〇一七年）

二〇一八年の年頭の所感

新年あけましておめでとうございます。

今年は日本専門医機構の専門医制度が動き出す年です。長くしかも曲がりくねった道でしたが、大勢の会員のご理解とご協力を頂けたことで、ここまでたどり着くことができました。あらためて心より御礼申し上げます。

さて、当学会には五〇もの委員会があり、それぞれに重要な問題を扱って活動しています。すべての活動を紹介したいところですが、紙幅が限られているので、新しい動きを幾つか選んでお伝えします。学会活動に関するご意見やご提案など、会員の皆様の声を何なりと事務局までお寄せ下さい。

精神疾患を抱える方の寿命が短いことは精神科医にとって等閑視できない問題です。今期理事会で設置されたガイドライン検討委員会では、日本糖尿病学会、日本肥満学会と協同して、向精神薬服用中の患者さんの肥満、糖尿病などの予防に関するガイドライン作成に向けて活動を開始いたしました。このガイドラインを皮切りに、各種疾患や治療場面を対象とした治療ガイドラインの作成を検討していきます。

ＥＣＴ・ｒＴＭＳ等検討委員会では、ワーキンググループを作り、保険収載が見込まれるｒＴＭＳの適正使用指針を作成しています。ｒＴＭＳの機器自体はすでに薬事承認されており、自費診療でうつ病などの治療に用いられているようです。国内での臨床試験データが不十分なままに、保険収載され不適切な使用が広まらないようにすることが肝要です。

精神医学研究推進委員会では、疾患登録システムのネットワーク化を行う厚生労働省、日本医療研究開発機構（ＡＭＥＤ）の大型プロジェクトに学会が参加することを決めました。このプロジェクトは、現存の患者レジストリやコホート研究に関する情報を収集し、検索システムを構築して、医療研究を促進する環境を整備し、新しい治療法などをより早く患者さんに届けることを目的としています。当委員会はまた、ＡＭＥＤの開発研究に的を絞り（厚生労働省の政策研究は対象外）、幅広い分野の専門家からなるタスクフォースを組織し、今日本で必要とされている研究課題を検討し、それを提言としてまとめていきます。

ＩＣＤ-11関連の話題としては、ちょうど一年前になりますが、dementia（認知症）が「精神の・疾患」の章から「神経の・疾患」の章にそっくり移されたことが記憶に新しいと思います。本学会を含む諸外国の主な学会はこれに反論を唱えＷＨＯに意見書を送りました。その結果、認知症は再び「精神の・疾患」に戻され、アルツハイマー病やレビー小体病などの原因疾患は「神経の・疾患」の章に配置されることになりました。多少煩雑になりますが比較的妥当な分類法ではないかと思います。また、ＩＣＤ-11は今年の六月頃に発表される予定だと聞いています。精神科用語検討連絡会ではＩＣＤ-11

の病名・用語の日本語訳を決定し、それを受けて本学会は「精神、行動及び神経発達の疾病」の臨床記述と診断ガイドライン（CDDG）日本語版の翻訳・監修を進めます。

今年はまた、呉秀三の「精神病者私宅監置ノ実況」刊行からちょうど一〇〇年を迎えます。日本精神神経学会は、一九〇二年に、日本神経学会という名称で、精神医学の呉秀三と内科学の三浦謹之助の二名が主幹となり、会員数約二〇〇名で発会しました。現在、会員数は約一万七〇〇〇名（うち専門医約一万一〇〇〇名、指導医約七〇〇〇名）を超えるまでに発展しています。この間に、疾患概念と定義、診断分類は一定の形をなし、疾患の特徴はより明確になり、薬物療法と精神療法はともに大きな進歩を見せ、患者さんの人権や価値観を重視する医療へと姿を変えてきました。およそ一世紀を経て、隔世の感がある一方で、どの行く手にも解決しなければならない難問が立ち塞がっていることも確かです。

多くの偉大な先駆者達の志を継いで、新たな精神医学・医療を切り開くために、会員の皆様とともに学会活動を力強く進めたいと思います。

（日本精神神経学会ホームページ、二〇一八年）

精神医学への信頼：ロバート・L・スピッツァー氏の訃報に接して

ロバート・L・スピッツァー氏が昨年末に八十三歳で逝去されたことを伝えるNew York Timesの追悼記事を目にした。当学会がDSMの病名翻訳にかかわり、さらにICD-11のフィールド研究を進めているいま、精神科診断の信頼性を求めて論争を挑み続けた学者の訃報に接し、浮かぶままに思いと記憶とを綴ってみたくなった。

記事はまず、精神疾患の診断が精神科医により、まちまちに下されていたところへ、診断基準を統一し体系化したのがスピッツァー氏であったと紹介している。興味深いのは、それまで精神疾患と見なされていた同性愛を、彼がDSMから削除したことに多くの紙面を割いていることである。そして、この決定が嚆矢となり、同性カップルの結婚を認める国や地域が、今日みるように世界中に広がったのだともいう。

改めて彼の業績をPubMedで調べてみた。精神症状の評価・診断に関する初めての論文は、一九六七年、すなわち三十五歳の頃に書かれている。以来途切れることなく続き、そして二〇一二年の論文「DSM-5信頼性の基準」に終わっている。ここに生涯、診断学にこだわり続けた彼の姿がみてとれる。

ＤＳＭ-Ⅲに先立つ初期の業績で目をひくのが、かのデイヴィッド・Ｌ・ローゼンハンの研究(Science, 一九七三) への鋭利な批判論文である (一九七六)。研究は、ローゼンハンら八名が、幻聴を訴える患者に扮して全米各地の一二の精神科病院を受診したところ、全員が入院させられ、そのうえ退院時には統合失調症 (寛解状態) というレッテルを貼られた、というものである。このことを根拠に、精神科医には正常と異常とを鑑別する能力はなく、したがって精神科診断は無価値であると結論している。スピッツァー氏は、ローゼンハンによる言いがかりに近い幾多もの主張に対して、一つ一つ反論し、単独で、しかも一二ページにわたる冴え渡る批判を展開した。ここには、彼の精神科診断への強い思いが溢れている。

この当時、米国の精神科医は、診断をめぐって別の批判にもさらされていた。それはUS-UK Diagnostic Project (1966~1971) であり、結論の一つは、米国の精神科医は統合失調症を過剰診断している、というものである。この言い逃れのできない事実は、ＤＳＭ-Ⅲの制作へと、彼を駆り立てたに違いない。

彼はまた、ＤＳＭ-ⅣやＤＳＭ-５に対しても批判を緩めてはいない。たとえば、ゴードン・パーカーを筆頭著者とする一七名の専門家達が、メランコリア独立を謳った提言を発表した (AJP, 2010)。彼はその一人として名を連ねている。しかしＤＳＭ-５は彼らの主張を退けた。それはＤＳＭ-Ⅲ以降、ＤＳＭの改訂が実証研究を舞台として議論されるようになったからである。つまり、メランコリアが確かに独立した疾患であるという十分な証拠がそろわない以上、その独立性を認めることはできない。皮肉なことに彼は、自らが作ったパラダイムの中で、自らの動きを縛られたのだ、ともいえよう。しかし、この三五年強の間にメランコリアを対象とした研究が驚くほど少ないことは周知の事実である。なぜＤＳＭ-Ⅲのときにメランコリアを独立させず、ＤＳＭ-５になって盛り込もうとしたのか、彼の本意を聞いてみたかった。

私事ではあるが、来日した彼の講演をじかに聴いたことがある。卒業したてで大学の医局にいた頃なので、ＤＳＭ-Ⅲ公開（一九八〇）の翌年のことだったと思う。会場が臨床講堂であったことだけは確かである。その日は、小此木啓吾先生が階段教室の前方の椅子に座り、講演を真剣に聴いておられた。質疑応答の時間になると、真っ先に手を挙げ、ＤＳＭ-Ⅲへの強い批判を口にされた。質疑応答の内容は覚えていないが、いつもは柔和な先生が顔色を変えてスピッツァー氏を問い詰めていた。その姿が不可解だったので、今でも鮮明に覚えている。ＤＳＭ-Ⅲを戦旗とした生物学的精神医学の台頭が、米国での精神分析を弱体化しつつあった、という背景を知ったのは、恥ずかしながらかなり後年のことである。

スピッツァー氏が論駁した、精神医学は必要ない、という妄断は、さまざまに姿形を変えながら、今に至っても払拭されてはいない。がん臨床ですら、診断は間違いであり治療は不要だ、という意見がまかり通るのが医学の危うさである。精神医学不要論あるいは脱価値化の動きに対峙して、その意義を主張し、患者や家族、世論や行政の理解を得るためには、精神医学の存在価値を、より確かなエビデンス（この言葉を嫌う同僚がいることは承知しているが）を積み重ねて証明していくしかないと思っている。

（『精神神経学雑誌』第一一八巻第三号、巻頭言、二〇一六年）

英文機関誌ＰＣＮに込められた願い

学術雑誌のレベルをはかる指標の一つにインパクト・ファクター（ＩＦ）がある。英文機関誌Psychiatry and Clinical Neurosciences（ＰＣＮ）の二〇一七年のＩＦは三・一九九であった。採択率二三％で受理された論文六八（一七編のLetterを含む）のうち、最も多くダウンロードされた論文では、その数は九七六三回に達している。ＰＣＮよりもＩＦが上位にある学会誌をもつ精神医学会（国、地域）を挙げると、アメリカ（一三・三九一）、イギリス（五・八六七）、オーストラリア・ニュージーランド（五・〇八四）、ヨーロッパ（四・一二九）、カナダ（三・六一二）の順となっている。

ＰＣＮは、一九三三年に五人の発起人の手によりFolia Psychiatrica et Neurologica Japonica（フォリア誌）として創刊され、その後一九八六年にJapanese Journal of Psychiatry and Neurology（ＪＪＰＮ）と名前を変え、さらに一九九五年から現在の雑誌名に変わった。この間、発行母体は学会からフォリア刊行会そして再び学会へと動いたが、多くの編集委員長、編集委員らの努力によって発行が守られてきた。この間の歴史は前編集委員長の武田雅俊先生が詳しくまとめているので省略し（精神経誌一〇九巻八号、七二三頁)、この記録にない一つの舞台裏を紹介しておきたい。

それは出版社をフォリア刊行会からBlackwell Sciences社（その後Wiley社に吸収合併される）に変更するときの話である。初回の交渉はお茶の水の「山の上ホテル」のロビーで行われた。当時の編集委員長、本多裕先生と前任の編集委員長、大熊輝雄先生、出版社の社長が集まった。通訳の手伝いをせよ、ということでぼくも呼ばれたので、その場に居合わせることができた。新しい雑誌名を決める段になって、Japanese Journal of XYZとして、Japaneseを残したいという意見とあえて外すという意見が出され、対立するかのように思われた一瞬があった。しかし、日本に留まらずアジアのハブ・ジャーナルに育てよう、という思いで一致し、Japaneseを外すことになったのである。その場は、最先端の研究をPCNから国際社会へ発信しようという意気込みで満ちていた。またPCNは、神経科学領域もカバーするものの、あくまで「臨床」神経科学に限定する、ということも確認された。この決定は、研究者コミュニティが狭くなり引用回数も減るためIFを上げるためには足かせになる。しかし、臨床研究の発展を期したのである。これも英断である。その当時は、臨床研究の方法論や倫理的基盤が未整備で、この分野の研究は決して活発ではなかったからである。

科学の共通言語は英語と数学である。日本が国際舞台でプレーをしようとするときに、この英語が大きな壁となって立ち塞がる。複雑な現象を取り扱う精神医学ではとくにそうである。したがってPCNの編集も大がかりなものとならざるを得ない。現行では、二人の編集委員長、三人の副編集委員長、二二人の編集委員、統計、編集、意匠のアドバイザー合計七人が、学会事務局とWiley社の担当者とともに編集作業に係わっている。加えて、新進気鋭の研究者一七人からなるPCN-Principal Investigatorワーキンググループからも多大な協力を頂いている。PCN発行のためのメールが、これら関係者の間を日々飛び交っている。しかし、雑誌の質を担保するために最も貢献しているのは、編集委員とともに論文を査読してくれる研究者たちなのかもしれない。彼らは、時間を割いて論文を精読し、価値のある研究であるかどうかを判断し、さらにその論文の問題点やミスを指摘し、より高質の論文へと仕上げ、雑誌のレベルを担保してくれる陰の主役なのである。

振り返って、PCNに込められた願いはどこまで果たされたのだろうか。第一に、「アジアのハブ・ジャーナルとして育てる」という目標について言えば、これは確実に近づいたと言えるだろう。海外からの投稿が総投稿数の六五%を占め、台湾、中国、韓国はじめ諸外国から質の高い論文が送られてくるようになった。しかし決して油断はできない。PCNをさらに上位の雑誌として位置づけておく必要がある。一方、「"clinical"であること」は思ったよりも難しいことがわかった。そもそも質の高い臨床研究は数が限られているし、臨床と結びつく神経科学の発見もそう容易ではないからだ。加えて、定量化できない臨床の知や論考をいかに発信するかも問われており、さらに一層の工夫が必要となっている。ここに会員各位のご理解とご支援を改めてお願いしたいと思う。

（『精神神経学雑誌』一二〇巻九号、巻頭言、二〇一八年）

コラム２　何を差し置いても堪能したオペラ

ジュゼッペ・ヴェルディーのオペラ『ラ・トラビアータ』の原題は「堕落した女」という意味であるが、日本では『椿姫』と訳されている。

僕が初めてオペラと出合ったのは、米国ミネソタ州ローチェスターにあるメイヨ・クリニックに留学中のことであった。ミネソタの冬は雪と氷に閉ざされ、娯楽も限られてしまう。この時期にメトロポリタン・オペラがミネアポリスにやってくる。細君とともに、果てしなく続く雪原の中を九〇分近くも車を走らせ、何度も劇場に足を運んだ。その時『椿姫』と出合ったのである。以来、マリア・カラスやアンジェラ・ゲオルギューの歌声でも、クライバーやショルティの指揮でもこのオペラを堪能した。ベルリンでも、ロンドンでも、日本各地でも、上演があると何を差し置いても劇場に向かった。

原作は、アレクサンドル・デュマ・フィスの自伝的小説『椿姫』である。上品で美しい娼婦ヴィオレッタは、青年貴族アルフレードと出会い、二人は真実の愛に落ちる。結核に冒されていたヴィオレッタは回復へと向かうが、息子の将来を案じた父親の説得に押し切られ、本心を偽って彼のもとを去る。ヴィオレッタはその後も愛に縛られ続け、悔恨と自己欺瞞に苛まれながら日々を送る。結核が悪化し、やがて彼女は死の床につく。真実は、ヴィオレッタの死後、手記という形で初めてアルフレードに明かされる。

僕は後日、このプロットを序文に紹介して、失望や落胆が持つ医学的な意味を解説した、『こころと体の対話—精神免疫学の世界』（文春新書）を出版した。執筆には二年を要し、完成直後には尿管結石にやられた。いろいろと思い出の多いオペラである。

（『日本医事新報』四七〇三号、二〇一四年）

中尾弘之先生のこと――卒寿をお祝いして

中尾弘之先生がこのたび卒寿を迎えられましたことを、こころよりお祝い申し上げます。

中尾先生は、九大精神科の第五代教授として、一九七〇年から一八年間にわたり教室を主宰され、その間教室には数多くの傑出した精神科医や精神医学者が育ち、教室は文字通り日本の精神医学・医療を牽引してきました。

九大の精神科では、脳生理学、精神病理、精神分析、行動療法、神経化学などの領域で一流の仕事が行われていて、慶應に入局したての私にも、九大が日本のリーダーなのだということははっきりと伝わってきました。しかも、『私の臨床精神医学』（創元社、二〇一四）のまえがき（本書二三二頁に掲載）にも書きましたが、慶應の精神科には、辻山義光先生という恩師がおられました。辻山先生は、九州帝大を卒業し、昭和二年に下田光造先生の弟子となり、グリアの神経病理学研究に従事され、その後慶應に入局されたのです。講師（兼任）として、四〇年近く神経病理研究室（のちに神経病理・神経心理研究室）を指導され、保崎秀夫先生、鹿島晴雄先生など、多くの弟子を育てられました。慶應の先輩方が辻山先生の大きなお人柄を愛し、その学問を畏敬していることを知っていましたから、

第三部
おくる言葉

九大精神科の教授でいらした中尾先生への私の関心はとても強かったのです。

中尾先生に直接お目にかかれたのは、それから二三年が過ぎた二〇〇三年七月一日のことです。初めて九大医学部の門をくぐり、精神科の研究室を訪れた日の午後のことでした。黒木俊秀先生に案内されて、中尾先生の奥様が入院されていた病院に先生をお訪ねし、病院の待合室でしばしお話しをする時間を頂きました。そのときに先生がミネソタ大学医学部に留学されていたことを教えて頂きました。そして「何年生まれか」とお聞きになり、一九五四年だと答えると、「僕が留学した年だ」と、とても懐かしそうに言われました。私もミネソタ州のメイヨ・クリニックに留学していたので、ミネソタの話で盛り上がり楽しい時間を過ごしました。その時になによりも印象深かったことは、先生が毎日奥様のお世話のために病院に来られているということでした。

中尾先生の研究業績については、私よりも直接ご指導を受けられた先生方が適任だと思いましたが、傘寿のお祝いの際に、同門会誌にその一端を紹介させていただきました。また、この度同門会のご協力で出版させていただいた上記の書に収載されている「身体の中の心、心の中の身体」と題した私の講演録の中でも先生の研究を紹介させていただきましたので、ここでは一言二言加えるだけにとどめたいと思います。一つは、先生と私の関心が奇しくも共通しているということです。それは、情動への関心です。中尾先生は情動の脳部位を問題として研究を進め、精神医学における情動の意味を追究されていたと思います。私は、情動と生体の恒常性との関係を、精神神経免疫学を手法として研究しつつ、精神疾患を理解しようとしてきました。

　また先生は数多くの偉業をお持ちですが、なかでも実験計画の美しさに強い感動を覚えたのが、ネコの視床下部刺激が不快な体験を生み出すことを、条件付けを応用して証明した件の研究です。諸先輩から間接的にはその実験のことを聞かされていましたが、正確に知っていたわけではありませんでした。ですから、そのデータを上記の講演録で紹介させていただこうと思ったときに、念のため先生にゲラの校正をお願いしたのです。先生から戻ってきたゲラには、余白一杯に鉛筆で書き込みがあり、しかもそれは何度も書き直されてからすべて削除されていました。添えられた手紙には、「結論は正しいが方法論が正確に伝わらないと思い、いろいろと書き込んでみた。しかし、これは先生の原稿であることを思い出し、結局手を入れないことにした」とありました。鉛筆で削除されていた説明書きを読みながら、独創的な方法論を考え抜かれた中尾先生ならではのこだわりをそこに見たように思いますし、同時に、伝説ともなっている研究について中尾先生から直接教えて頂けたことを嬉しく思ったことをお伝えしておきます。

　次に触れたいのが中尾先生の師弟関係です。しばしば先生を囲んで夕食をご一緒する機会を得て、弟子の先生方が中尾先生をこころから大切にされ、また中尾先生も弟子の先生方の様子を大変気にされていることを知りました。強い絆で結ばれた師弟関係があることは知っていましたが、実際にこれほどに強い師弟関係を間近に見ることがなかっただけに、感動とともに少しく羨ましさを感じたことを打ち明けます。病床に伏された奥様をとても大切にされたことにこころを打たれたことは述べましたが、弟子との関係においても、一人一人を大切にする先生のお姿を見て、誰よりも鋭利な頭脳をお

僕が最年長者になりますので、すでに心細い気持ちになっています。困ったときには、これからも色々なことでご相談させて頂きたいと思っています。

最後になりましたが、先生が第二の職場でも引き続きご健勝でご活躍されることを心より願っています。

（『西村良二主任教授退任記念誌』福岡大学医学部精神医学教室、二〇一五年）

佐々木勇之進先生のこと――一人の精神科医療の開拓者との出会い

佐々木勇之進先生は、「多文化共存共生の条件」をテーマとして、第一二回多文化間精神医学会を二〇〇五年六月に福岡市で主催された。先生は、会長講演で、設立当初からの福間病院の変遷の様をスライドで紹介され、その背景にあった理念を話された。それは、重い精神病の患者は収容するという時代にあって、開放療法と作業療法を他に先駆けて導入した歴史であった。福間病院を日本有数の精神科病院に育てた、この開拓者の偉業に初めて触れた僕は、強い感動を受けたことを今でも覚えている。

この時が、佐々木先生に親しく接して頂いた最初の機会ではなかったかと思う。その後は、福間病院を見せて頂く機会を得たし、病院の新年会（骨休め会）には毎年招待して頂いている。初めて福間病院を訪問したとき、その武家屋敷のような門構え、日本庭園のような趣の敷地に圧倒された。しかしその意匠は、入院生活の環境自体が病気の治療になるという先生の考えに基づいていることを知った。

先生は、それから一年を待たずに体調を壊され、九大病院の内科に入院された。そして病気は進行しており、余命がそう長くはないという知らせが入った。僕は毎週のように病室を訪ねてはご様子を伺った。奥様がいつも付き添われていたが、僕が入室するとしばらくして静かに部屋を出て行かれた。先生は、体調について一言二言述べられると、決まって統合失調症について熱く語り出された。それは、患者が抱えてしまった不幸へ寄り添った言葉で溢れており、僕のこころの琴線に触れるものばかりであった。

作業療法を日本で初めて開始した時には、批判や誤解を受けたと聞いた。しかし先生は、作業は心身の健康につながるだけではなく、患者にとり〝するべきこと、できることがある〟ということは自尊心を保つために大切なことである、という信念を持って突き進まれ、その活動は全国へと広がった。今では精神科リハビリテーションは洗練されたものとなり、社会復帰に欠かせない手段として定着している。一方で先生は、社会復帰は言うまでも無く自宅へすら帰れない者がいることも忘れてはいけない、と仰っていた。

佐々木先生はまた、「この国の精神科医療は遅れている」と毎回のように嘆かれていた。それは、精神科医療を開拓してきた者として、まだまだやり残したことがあるという悔しさの現れであったと思う。そしてまた、次の世代の者達が精神科医療をよりよいものにしてくれ、という願いでもあったのだろう。

先生は徐々に衰弱していかれ、やがて身体を起こすことはもとより、覚醒することもままならない状態となられた。そして、二十世紀の日本の精神科医療を大きく変えた一人の巨人は安らかに旅立っていかれた。先生の形見として佐々木家から頂いた陶器の茶碗を見る度に、「この国の精神科医療は遅れている」という先生の言葉が蘇ってくる。

（『福間病院六〇周年記念誌』二〇一五年）

加藤元一郎君のこと——先生の急逝を悼んで

志なかばにして病に倒れた畏友の死を心から悼む。いつもぼくの目標であった加藤君に先立たれた喪失感は未だに薄らぐことがない。

加藤君とぼくは、一九八〇年の九月に卒業し、精神科の研修を四人だけで開始した慶應義塾大学医学部五九回生である。学費値上げ反対を訴えて授業をボイコットし、卒業を半年延ばされた学年である。自分たちの学費が上がるという話ではない。将来の後輩たちの学費が上がることに反対したのである。激しくデモ活動をした記憶はないのだが、それでもあれこれあったせいか、五九回生（長月会という）の絆は強い。話を戻すとほかに、ジャズピアノがやたら上手く〝精神医学の天才〟の異名をもちながら若くしてがんに倒れた白土俊幸、おっとりしていながら頭の回転がやたら速く抜群の記憶力をもつ岩下覚がいる。

学生時代、彼は野球、ぼくは硬式庭球に熱中していて、信濃町で出会うことはほとんどなかった。しかし加藤君は、学生時代から精神医学を志していたように記憶している。保崎秀夫教授（当時）と故郷が同じ岡山県津山市だったことも影響したのかも知れない。とにかく、研修を開始した頃から、精神医学の知識は半端ではなかった。加えて、彼は弱者への深く優しいこころを備えた人だった。だから、将来一流の精神科医になることは誰の目にも明らかだった。そして保崎教授から鹿島晴雄先生へと継承されつつあった神経心理学を専門分野として選び、精神医学の道を揺らぐことなく突き進んでいった。

当時は、入局一年目を大学の医局で過ごすと、二年目以降は精神科病院へ就職することが一般的だった。加藤君は駒木野病院へ、ぼくは東京武蔵野病院へと赴いた。ぼくはそれから海外留学五年を経て教室にもどり、そのまま一〇年あまり在籍させて頂いた。この間、彼は駒木野病院で勤務を続け、やがて理事長にもなっていた。「原常勝先生の臨床はすごいぞ。原先生から指導を受けられるのはすごいことだ」としきりに言っていたのを覚えている。ぼくが山梨大学へ転出してしばらくしてから、彼は東京歯科大学病院を経て教室に助教授として戻り、たちまち教室の要となっていった。

こうして振り返ってみれば、大学時代も、職場でも、そして専門領域でも、加藤君とは多くの交点をもたなかった。しかしぼくは、彼が何に関心を持ち、いまどこまで到達したのか、これからどこを目指しているのか、常に一歩も二歩も先を行く彼を、意識し、そして追いかけていたように思う。加藤君は、精神医学における神経心理学の重要性が増す中で、神経心理学の名実ともに権威となっていった。そして、彼の能力が最高に発揮されたのは、放射線医学総合研究所の脳画像研究グループに参加してからではなかったかと思う。彼は、脳の機能画像を手段とし、神経心理学の知識を駆使して、脳の働きをどのようにすれば可視化して定量化できるかを考えるようになり、その独創的なアイディアは国際的に注目される成果となって次々に報告されていった。そのレベルの高さは、Science誌（二〇〇九）に掲載された論文に象徴的に現れている。このことはすでに、日本精神神経学会の英文機関誌であるＰＣＮ誌obituary（二〇一五年五月）にて紹介させて頂いた。

晩年、彼は慶應病院の産業メンタルヘルスケアを専門とする部門の教授として異動することになった。この急な専門分野の変更には多少腑に落ちないところもあったが、色々な事情があっての判断だったのだろう。この新たな仕事にも意欲的に取り組んでいた。このように早く病に倒れなかったならば、いずれその才能を遺憾なく発揮して、彼にしかできない活動を展開していったに違いないのである。

慶應病院に入院したことは岩下君から知った。病室に見舞ったとき、「呼吸を楽にするために肋骨を切除した。そこがとても痛む」「飯が食えない」とつらそうであった。しかし「がんの治療は完全にアルゴリズムになっている。遺伝子検査を行い、その結果によって最初にAという薬を使い、だめなら次にBという薬を使うと決まっている」と感心したように話してくれた。そして見舞いに来てくれた同級生の話を一頻り話した。また彼は、「実は昨年からゴルフを始めたんだ。ゴルフは楽しいぞ」と言い、しばらくの間を置いて「病気になって悔しい」とこぼした。それから二ヶ月もしないうちに訃報が届いた……。

彼は、長患いをされた愛妻を一人身を尽くして看病し、最期を看取った男である。いま、彼の魂は、先に旅立たれた奥様と再会し、必ず幸せの中にいるはずである。

（『慶應義塾大学医学部精神・神経科学教室同窓会報』第六九号、二〇一六年）

水野雅文先生のこと――さらなる飛躍を

水野雅文先生が東邦大学医学部精神神経医学講座の主任教授に就任されてから、すでに一〇年が経ったと知り驚いています。彼から教授就任の挨拶状が届いたのはつい最近のことのように思えてしまうからです。しかも彼が教授に抜擢されたのはまだ若い頃で、たしか四十代の前半だったのではないでしょうか。加えて、あの童顔ですから、とても若い教授が誕生したものだな、と思ったことも鮮明に記憶に残っています。今ではクールな髭を蓄えていますが、それをもってしても彼の童顔は隠せないほどですから、髭のなかったころの彼のイメージと〝主任〟教授という肩書きがミスマッチな感じがしたことも確かです。

ところが彼は、就任早々から、統合失調症の早期発見・介入への研究・臨床へと舵をきり、イル・ボスコと名付けた、彼らしい独創的な企画を立ち上げたのです。この取り組みは日本で最初期のものではなかったでしょうか。一〇年を経て、その成果は実り、彼は日本精神保健・予防学会の理事長としてこの領域の牽引役を務め、さらにはInternational Early Psychosis Association：IEPAの理事長として国際的にも抜擢されるに至っています。

水野先生がこのような活躍をできるだけの資質をもっていることを、彼の学生時代の面影の中にしっかりと思い出すことができます。彼とぼくとは、慶應義塾大学で医学を学び、そして同大精神神経科へ入局、と同じ道を進みました。彼は、医学部の六年生だった一九八五年の夏休みを利用して、ぼくが当時レジデント研修をしていたメイヨ・クリニックを見学するために一人でやって来たのです。そのときから精神医学や脳科学に強い関心をもっていたようですが、印象的だったのは、頭がシャープであることもさることながら、怖けることなく英語を操る度胸と、積極的に病院をみてまわった医学への前向きな姿勢です。出会ったメイヨの医師たちはたちまち彼が気に入ったようでした。

慶應の精神神経科では、俊秀があつまる鹿島晴雄先生のグループ（通称、鹿島部屋）に属し、もっぱら神経心理学を専門としながらも、慶應にはめずらしく「森田療法を学んでいます。森田はいいですよ」とよく言うので、おもしろい先生だなと思っていました。ちなみに、これも通称、神庭部屋には猛獣しか集まらないと言われており、紳士の水野先生が入ってこなかったことを残念に思ったものです。彼が留学した頃、ぼくは山梨大学へ移っていましたので、以降の正確なことはわからないのですが、イタリアで地域医療の重要性を体験したのだと思います。留学から帰ると、村上雅昭先生（明治学院大学）や佐久間啓先生（あさかホスピタル）らとともに、統合型地域精神科治療プログラムOptimal Treatment Project（Falloon I）に取り組みだし、それが東邦大学でのイル・ボスコへと結実したのだろうと想像しています。

今年の六月十一日に執り行われた一〇周年の記念式典では、光栄なことに特別講演をする機会を与えて頂きました。先だって水野先生が「精神疾患の予防と回復」と題して、ご自身の歩んでこられた道を話されました。その早期発見の研究史からは、私学の名門東邦大学精神科の主任教授として恥じない仕事を重ねてこられたことがわかりました。そしてなにより、当事者らをより良く支えていこうとする精神科医としての熱い思いが伝わってきたことに感動したことを覚えています。

かつて大志を抱いてメイヨにやって来た若者もいまや国際学会の理事長として活躍しています。しかし彼は、自分の研究はまだ道半ば、いやそこまでもはるかに至っていないと言うでしょう。確かに、精神医学の研究には大きな壁が幾つも立ちふさがっているように見えます。しかし、試行錯誤しながらであっても、一歩ずつ前へと踏み出せるならば、やがて人類は精神疾患の真の予防と回復の手段を見つけ出し、重い精神の病で苦しむ人々やご家族に大きな福音をもたらすに違いありません。この時をめざして、水野雅文先生には、日本の、そして世界の精神医学のリーダーとして、さらに飛躍して頂きたいと願っています。

（水野雅文教授開講十周年記念誌、東邦大学医学部精神神経医学教室、二〇一六年）

樋口輝彦先生のこと――退任に臨んで

樋口先生が精神医学の発展へ多大な貢献をされ、国立精神・神経医療研究センター総長を無事にご退任されることをお喜び申し上げます。この間の先生のご活躍を支えられた奥様、誠にご苦労様でした。

僭越ながら、友人代表ということで、ご挨拶を申し上げます。先生とは九歳も年が違い、加えて先生は、日本の精神医学の歴史に名を残される精神医学者です。友人と思って下さっていることは身に余る光栄ですが、友人などと大それたことはとても言えません。仮に友人だとしましても、友人代表ではありません。先生には他にもすばらしい仲間がたくさんいます。

樋口先生の知遇を得ることができてから、国立精神・神経医療研究センターの総長を六年にわたり務められて、ご退官される今日まで、かれこれ三〇年のお付き合いになります。

きっかけは、一九八八年の躁うつ病の薬理生化学研究懇話会でした。この会は、気分障害の研究をしていた若手の研究者が議論の場を求めて自主的に立ち上げた会です。精神医学批判のうねりの中で、精神疾患の生物学的研究が否定されていた時代ですから、各施設に指導者がおらず、研究費も施設も貧弱でした。研究を活性化しようとして、卒業大学や医局の枠を超えて、集まるようになったのです。

当時は埼玉医科大学から群馬大学の助教授へと昇格された時期だったと思いますが、若手の生物学的研究者のリーダーで、そばにいるだけで緊張してしまうような存在でした。このとき以来、樋口先生は、ぼくの指導者であり、恩人であり、尊敬する人でありつづけています。樋口先生がどんどん偉くなるにつれて、他の方は緊張の度合いがましていったと思いますが、光栄なことに、僕の場合には、徐々にこの距離感は縮まってきました。

懇話会、学会はもちろん、官庁の委員会、研究審査の場など、さまざまな場面で、ご一緒させていただけるようになりました。文科省の科学技術・学術審議会の一つに脳科学委員会があり、我が国の脳科学の研究方針を決めるのですが、その会議で脳科学研究の一つの方向を、精神神経疾患の脳研究へと舵を切られたのも樋口先生です。

先生は想像を絶する忙しさと責任の中に長年居続けられたにもかかわらず、いつも笑顔を絶やさず、心に余裕を持ち続けておられる。先見性があり、高潔で、寛容、決して人を悪く言わない、この姿は三〇年間かわりません。余計なことを言いますが、もう一つ変わらないのがゴシップ好きです。じつはご本人も、ネットや三流雑誌に、精神医学をやたら批判する人達から、ずいぶんと悪口を書かれたことがあります。ぼくもまた他の人も十分書かれています。そこで、だれが一番書かれているかが自慢になったりしました（笑）。

最後になりますが、奥様がクリスチャンで、ご夫妻で日曜礼拝に行かれていると聞いております。すばらしいご家族に囲まれて、今よりは自由な時間を楽しんでいただきながら、今後も後進のよき指導者として幾久しく働かれることを願っています。

（東京の椿山荘にて、二〇一六年）

山脇成人先生のこと――ご退任を祝し

山脇先生が素晴らしい業績を残されて、無事に広島大学の精神医学教室をご退任されることを心からお喜び申し上げます。すでに四半世紀に亘り臨床教室の教授を務められ、誰もが知るように、数多くの後進を育て教室を大きく発展させ、その上で輝かしい研究業績を作られました。先生の類いまれな高い志と才能、そして並外れたスタミナがあって初めて達成できたことだと思います。しかもこの数年、国際神経精神薬理学会（CINP）という最高峰の国際学会を見事に舵取りされたことを、日本の精神医学者として誇らしく思います。学究生活を始めた頃のぼくにとり、この学会で発表できることは、ポスター発表でさえこの上ない光栄であり、学会に参加するだけでも相当に緊張したものです。その学会の理事長となられたということは、精神薬理学の世界的権威の一人として認められたということに他なりません。

山脇先生とぼくは、気分障害の研究を通して三〇年以上の付き合いがあります。この間、ぼくの個人的な問題に親身に相談にのってもらったことも数多くありました。また、研究では先生の業績に脱帽しつつも、何とか先生を越える研究ができないだろうかと、あれこれ知恵を絞りながらやって来た次第です。どうしてもかなわないと思えることは、人を惹きつける先生の魅力です。そしてそれに負うところが大きい交渉力と組織力です。しばしば吉田松陰をロールモデルとして、「自分のめざすところ」と言っておられましたが、人を動かす力は傑出しており、広島からは志の高い精神科医が多く育っています。そして、その中からは何名もの方が全国の精神科講座担当者になられています。

これまでに三回ほど先生のお祝いの席にお招きいただきました。毎回、必ずなにかしら先生の新たな姿を知ることができ、そのつど先生の魅力は高まったと思います。まず教授就任一〇周年では、国内外の研究者との人脈の豊かなことに感心しました。教授になられて一〇年しか経っていないにもかかわらず、論文でしか知らない世界の第一人者達が集まってきて、とても懇意にされていました。このときすでに、山脇先生の人間力の凄さが発揮されていたのです。二〇周年の祝賀会では自らドラムの演奏をされました。彼は大学時代硬式テニスをしていたと記憶しています。一、二度一緒にしたことがあり、テニスでは負けない自信がありますが、バイオリンで挫折体験を抱えるぼくにはドラムを見事に演奏する先生の姿はとてもまぶしく映りました。そして先日の退任記念式では、生い立ちを綴ったビデオを見て、ご両親、ご学友、恩師、そしてなによりもご家族との絆の強さを知り、山脇先生が私生活でも人に恵まれた方だと知った次第です。

二〇周年記念誌に書かせて頂いたのでここでは繰り返しませんが、精神医学の研究者として山脇先生は不朽の業績をいくつも残されました。今後はその経験を生かして、うつ病の生物医学的研究を牽引し、国際的な成果を生んで欲しいと思います。退任後は、大学の期待を受けて、「感性の科学」を追求されていくとのことですが、そのひらめきと人間的魅力とをもって、革新的な成果を生み出してください。

ただぼくは、同じ時代に、臨床・教育・研究の現場で同じような苦労を経験し、支え合ってきた一人の友が精神医学教室の現場を去っていくことはとても心細く、また寂しい思いがします。若手の精神科医にとり先生は遠い存在となってしまわれましたが、先生に憧れ、先生を目指して頑張ろうとする者達がいることも確かです。今後も健康に留意して、いつまでも彼らのロールモデルであり続けて欲しいと思います。

（『山脇成人教授　退任記念誌』広島大学医学部神経精神医学講座、二〇一八年）

下稲葉康之先生のこと――新著の出版をお祝いして

この度は、『ホスピス　わが人生道場』（いのちの言葉社刊、二〇一七）の出版、誠におめでとうございます。

本書は、がんで亡くなる方を長年見守ってきた下稲葉先生の珠玉の言葉と先生が寄り添われた感動的な人生談で満ちています。本書を読まれる患者さんやご家族は慰められ、そして医療関係者は、大きく励まされるに違いありません。

先生が栄光病院の前進の亀山病院に勤務されホスピス活動を始めた一九八〇年、ぼくは医学部を卒業しました。当時の医学教育ではホスピスのことも緩和医療のことも全く教えていませんでした。ですから、先生は先駆的で挑戦的なお仕事をされたのだなと思います。その後ぼくは一九八二年から八七年まで、米国のメイヨ・クリニックで精神科のトレーニングを受けたのですが、特に驚いたことが二つあります。一つは、病院にチャペルがあり、廊下をチャプレンや司祭が、当たり前のように医療関係者とともに行き交っていました。また、患者さんたちは、いつでもチャペルに入り祈りを捧げることができるのです。もう一つは、がんのサポートチームがすでにあったことです。主治医とナースに加えて、精神科医、ソーシャルワーカーがチームを組んで、入院中のがんの患者さん達の治療にあたっていました。相続などの法律相談にのってもらえる窓口すらある、と聞きました。

帰国後も、がんの患者さんのケアに関心があったので、国立がんセンター（国がん）に出入りしていました。当時は、国がんですら、非常勤の精神科医が一名いただけで、こころのケアの体制は不十分でした。ある麻酔科の先生がモルヒネを用いたペインコントロールの重要性を熱く語っていたことが印象的でした。すでにWHOによる疼痛緩和のプログラムが発表されており、普通の鎮痛剤で取れない痛みには積極的にモルヒネを使うことが推奨されていたのです。しかし、日本の医療現場では、がんの末期では痛いのは当然であるとか、モルヒネを使うと依存になるからという理由で、使用量を控える医師が多かったのです。国がんでは、総長以下、日本に緩和医療とサイコオンコロジー（精神腫瘍学）活動を浸透させようと一生懸命でした。

話は変わりますが、あるときの授業で、学生から「良い医師になるためにはどうしたらよいか」と聞かれたのです。本に書かれていることを繰り返すのも芸が無いと考えているときに、下稲葉先生のことが浮かびました。「良い医者になろうと努力していると、やがてとても良い顔になっていきます」と答えたことがあります。ぼくはそのとき、下稲葉先生のお姿を思い浮かべていました。ハンサムや美女かどうかは別にして、長年、微笑みを浮かべ、時に悩み、涙を流して患者さんに寄り添っているうちに、自然と親しみやすい素敵な表情になっていくのだろうと思ったのです。

下稲葉先生は、三七年もの間、がんの患者さんに尽くしてこられました。神様の僕《しもべ》として、主《しゅ》に仕えるように、患者さん家族に仕えてこられました。最も小さな者たちのひとりにしたのは、わたし（キリスト）にしてくれたことなのである（マタイ二五：四〇）、という言葉をその精神として栄光病院は今日まで至っています。先ほど先生は講義の中で、シシリー・ソンダーズの言葉「私がホスピスを作ったのではない、ホスピスが私を見いだしてくれたのだ」を引用され、「それは私にも言えることです」、とおっしゃった。その言葉を聞きながら、ぼくは、「先生は、神様に用いられた方なのだ」と思ったのです。

下稲葉先生と栄光病院の皆様方の貴いお仕事が、これからもさらに発展することをお祈りいたします。

（栄光病院礼拝堂にて、二〇一七年）

森隆夫先生のこと——精神医療のさらなる発展に期待して

あいせい紀年病院の設立七〇周年、そして森隆夫先生の理事長就任三〇周年、誠におめでとうございます。

森先生が理事長になられてからの三〇年間は精神科医療にとって激動の時代でした。ゆったりと時間がながれていた精神科病院の姿は消え、急性期対応、入院期間の短縮、社会復帰、チーム医療などへと変わってきました。少子高齢化や社会経済状況などの影響を受けて疾病構造も変わりつつあります。この間、森先生はじめ病院スタッフ皆様の不断のご努力の賜として、あいせい紀年病院が、患者さんからさらに信頼され、地域医療に於いて無くてはならない存在となられましたことをお慶び申し上げます。

私は森先生と日本精神神経学会の理事会で六年ほどお付き合いさせて頂いています。平成二十八年からは日本専門医機構の理事会でも、ご一緒させて頂いています。そこで見る森先生は、現状の分析と今後の展望が適確で、発言に説得力のある論客です。日本専門医機構の立ち上げに際しては、立場の異なる方々のご意見をバランス良くお聞きになり、しかしするべき事はするという姿勢で臨まれており、専門医制度の設計図を描く役割を担っておられます。その姿には、若くして理事長になられて、あいせい紀年病院を育て上げた先生の才覚がよく現れています。

日本のように、社会が成熟してインフラが整備され医療福祉が充実してきますと、新生児の死亡率は低下し、寿命が延び、感染症で亡くなる方は激減します。そこで問題になってくるのが、がん、成人病、そして精神疾患です。日本ではいち早く、がんと成人病の研究、検診が行われ、国民の健康意識も高まっています。今後力を入れていくべきなのが精神疾患です。世界各国を見て痛感するところですが、成熟した社会ほど精神疾患を抱える方に対して優しく、精神科医療の水準も高い。日本でも益々そう在らねばならないと思います。

森先生が益々ご活躍されて、あいせい紀年病院はもとより、日本の精神医療の発展に大きく尽力されることを心より願っています。

（『森隆夫理事長就任三十年記念誌』二〇一八年）

巨星墜つ——中尾弘之先生への弔辞

九州大学精神科の第五代教授を務められた中尾弘之先生が、さる九月十五日の早朝に九十三歳でご逝去されました。同日夜に通夜が、翌日にはご葬儀が、善光会館筑紫会場にて、浄土真宗本願寺派の式をもって執り行われました。中尾先生は生前のご意志で、葬儀は、派手でないこと、湿っぽくならないこと、短時間で済ませること、そして弔辞は神庭、鮫島健先生、林道彦先生が行うことを望んでおられました。以下に私の弔辞を掲載します。

弔辞

中尾弘之先生

九州大学精神科の第五代教授を務められた先生は、九三年間の、高潔で、知性と優しさとに満ちた豊かな人生を終え、昨日早朝に、旅立って行かれました。ここに謹んで先生のご冥福をお祈り申し上げます。とともに、ご親族様には、こころよりお悔やみ申し上げます。

私ども、先生にお世話になりました一同は、大きな存在である先生が去られた今、深い悲しみと共に、強い喪失感に襲われています。

中尾先生は、大正十三（一九二四）年にお生まれになり、一九四八年に九大医学部をご卒業され、同精神科の助手を務め、五四年に渡米、ミネソタ大学およびワシントン大学で脳生理学の研究に従事されました。帰国後は、五六年より九大精神科講師、五八年より徳島大学医学部助教授、六五年に助教授として九大精神科に戻り、そして一九七〇年に教授に就任されました。九州大学評議員、学生部長、医学部付属病院長を歴任され、一八年におよぶ教授生活を終え、九大を退職されました。その後、佐賀医科大学副学長兼同付属病院長となられ、九二年に退職されました。先生の輝かしい業績と社会貢献に対して、二〇〇一年には、勲二等瑞宝章が与えられています。

研究者としての先生は、一貫して情動の神経基盤の研究を推し進められました。なかでも脳内刺激法で逃避学習の誘発部位を発見し、神経症の動物モデルを完成させたことは世界的な業績であり、その成果は英文著書として出版されています。研究の一部は米国の生理学の教科書にも取りあげられました。

また情動の研究を進める中で、先生の慧眼は、個体と環境との関係の重要なことに着目し、先生はこれを行動医学と名付けて「医者は、生物医学と行動医学を兼ね備えなければならない」と書き残されています。すなわち生物医学とともに、心理レベル、社会レベル、文化レベルで医療を考えることの重要性を強調され、その思想はその後の教室の、他の類を見ないほどの幅広く奥深い活動を生み出したのだと思います。

脳の研究者として世界のトップクラスの仕事をされていた先生は、教授になられると、巧みなリーダーシップを発揮されました。大学紛争直後の医局をまたたく間に活性化し、九大精神科は他大学に先駆けて息を吹き返しました。こうして、先生は、教授在任中に、実に多くの優れた精神科医を育てられました。大学の教授だけをとってみても、八〇年代のある時期には、精神科あるいは健康科学センターなどで一〇名を数え、このことを先生は「教室の誇り」とされていたと聞いています。

先生のお名前を知ったのは、現代精神医学大系（中山書店）を手にしたときでした。シリーズが刊行され始めて数年後の一九八〇年、精神科に入局したての私は、医局図書室に収められていたこの大系を手にし、編集メンバーの中に先生のお名前をみて、かの九大精神科の教授は中尾弘之というのかと知りました。神経生理の巻の中に、先生が書かれた「情動と本能」という章が有ります。そこには脳内刺激で攻撃行動を誘発されているネコの写真が圧倒的な説得力を持って載っていたことを今でも鮮明に覚えています。

以来二三年を経て、先生に初めてお会いしたのは、二〇〇三年七月のことです。私は九大精神科に着任したその日に、病床に伏せておられた奥様の入院先へと向かいました。先生は毎日のようにお見舞いに来られては、呼びかけても返事をなさらない奥様のかたわらに座りつづけ、何時間も一緒に過ごしておられました。その姿からは、先生の愛情の強さが感動とともに伝わってきました。話は飛びますが、ある同門の大先輩が「精神科医にとって大切なことは何ですか」と中尾先生にお聞きしたところ、「患者さんに優しくしなさい」とだけ言われた、と教えてくださいました。人一倍人を愛し、人を大切にする中尾先生の精神は、診療スタイルこそ違え、九大精神科同門の医療の中に脈々と流れていると思います。

その後、幾度か食事をご一緒させて頂く機会をえて、先生のお人柄にさらに触れることができました。先生は、お元気でいらしたころ、各地を旅して楽しまれていました。あるときの旅行からお戻りになられたとき、「これで教室の歴代教授の墓参りができた」と言ってとても喜ばれたことがあり、こころから教室を愛されている、根っからの大学人である中尾先生の姿が強く印象に残りました。

先月お見舞いに伺ったときは、その日が終戦記念日ということもご認識されており、「長崎の原爆が大学病院を破壊したため医療で救えた市民が大勢亡くなった」と、非難を含んで語られるほどに、お元気になられていました。しばらくの沈黙のあと、ぽつりと「ぼくも靖国に祀られたい」と真剣に言われたのです。加えて、ぼく個人へのお言葉を二言ほど頂いたのですが、これは後日のお見舞いの際に頂戴した、先生が長年大切にされていた記念の湯飲みとともに、私の宝として生涯大切にしまっておこうと思います。

最後になりますが、先生のご葬儀に際して、これまで述べてきたような様々な思い出と共に浮かぶのは、「巨星墜つ」という言葉です。先生は、実際には一言も口を挟むことはありませんでしたが、北極星のように一定の場所から教室を見守っておられ、わたしたちの進むべき方角をつねに教えてくださっていたように思います。私は、大きな判断をする時に、あるいは大きなことが起きた後には、「このようなとき、中尾教授ならどうなさるだろうか」と考え、こころのなかで先生に問いかけることがありました。

先生が去られた今からのちも、わたしたち九大精神科で教えを受けたものは、それぞれの最後の務めが終わるまで、先生から教えて頂いた、人生と向き合う姿勢、研究者の、そして医師の心構えなど、あまたの教えを胸に刻んで、歩んで参ります。

（九大精神科教室通信『Enigma』二〇一七年）

コラム３　駆け出しの頃の失敗

駆け出しの精神科医の頃に、患者さんの夫婦関係をめぐりとても痛い思いをしたことがある。今でこそ三組の夫婦の一組が離婚すると言われているが、その頃、離婚はまだ稀な時代だった。

慢性化したうつ病の男性の治療にあたっていたときのことである。あるとき、それまで来たことのない彼の妻が一緒に診察にやって来た。夫のなかなか治らない抑うつ状態について知りたいという。夫婦仲がぎくしゃくしていたことを多少は聞いていたので、妻の理解を深めてもらう良い機会だと思い、病気の性質や伴侶の対応について、熱心にかつ楽観的な含みを持って説明した。黙ってそれを聞いていた彼女は、「夫がそのような病気になっていたとは知らなかった」と意外なことを言い残して帰って行った。しばらくして、彼女が子供達を連れて実家に戻ったこと、続いて彼女の父親を介して離婚して欲しいという連絡がきたことを知った。病気の説明は離婚の良い口実に使われ、僕は彼女に利用されたのだと分かった。

これまでに精神疾患に罹った夫が離婚されるケースを何例か経験した。もちろん病気を抱えた夫を一生懸命支える妻達にも出会った。比べて、妻の病気を理由に夫が妻を離縁することは少ないように思う。稼ぎ手である夫の病気はより深刻な影響を家族に与えることは理解できる。しかし、都合の良い解釈だと言われそうであるが、男性の方が生来優しいのではないだろうかと少しだけ考えたりもする。

とにもかくにも、この時以来、家族には自然と神経を使うようになった。家族の顔を見て、家族にも気を配るようになった。だから僕の外来待合は患者と家族とで混み合っている。

（『家族療法研究』第三一巻第三号、二〇一四年）

第四部
教室の風景

九州大学精神科　教室通信Enigma挨拶集

Enigma発行にあたり

ここに教室通信Enigma第一号をお届けいたします。Enigmaとは、「謎」という意味です。精神の謎に魅了されて精神科医になった方は多いのではありませんか。教室では、この謎を少しでも解き明かそうとして研究を進めています。その様子をもっと知っていただくために、教室通信を発行することにしました。教室ホームページも適宜更新しています。あわせてご覧ください（http://www.med.kyushu-u.ac.jp/psychiatry/）。

ちなみに第二次世界大戦時のドイツ軍の暗号器がエニグマと呼ばれていました。英国の数学者たちがその暗号解読に成功し、英軍の守備力・攻撃力が一段と良くなったことはよく知られた史実です。また、福岡で最初の文芸誌として誕生した雑誌の名前がやはり「エニグマ」なのです。編集兼発行人である諸岡存氏は、後に榊保三郎教室の助教授となる人です。夢野久作は、この諸岡氏から九大精神科や精神疾患の話を聞き、ドグラ・マグラを書いたと言われています（詳細は「九州大学精神科：百年の航跡」をお読みください）。

ではさっそく教室の話題を幾つかご紹介します。

ハーバード、ジョンズ・ホプキンスへ

今年は海外留学が相次ぎます。教室に最先端研究開発戦略的強化費（文部科学省）が三年間に亘って与えられることになりました。いかめしい名前ですが、要は世界的な研究拠点へ研究者を派遣し、研究室相互の連携を強め、国際レベルの研究を生み出すための研究費です。私たちは、ハーバード大学医学部精神科のロバート・マッカレー研究室との連携を進めます。このラボには、教室の鬼塚俊明先生を筆頭として三名の者がすでに留学しています。この研究費で今年はさらに平野羊嗣先生と織部直弥先生が留学します。また、加藤隆弘先生が日米科学技術協力事業「脳研究」分野の研究費（日本学術振興会）を獲得しました。これにより彼は、米国ジョンズ・ホプキンス大学精神科の澤明教授のもとに留学します。

講演印象記

今月は二人の方に特別講義をしていただきました。神田橋條治先生と九大人間環境学部の橋彌和秀先生です。神田橋先生には、入院中の患者さんにご協力いただき、診察の実技指導をして頂きました。直感的・感性的な患者把握に秀でていると言われる先生ですが、実はディテールへの集中とそれを読み解く力のすごさが離れ業なのだと思います。そしてディテールの観察の仕方のことは自ら語られないので（あるいは無意識にできるようになっているのか）、診察がまるで手品のように見えてしまう。先生は近々中山書店から本を出されるそうです。書評を書かせていただけることになりましたので、僕の神田橋論はそちらに詳しく書かせていただきます（注：いまだに約束を果せていない）。

一方の橋彌先生は、発達心理学と進化学を専門とする、京都大学霊長研出身の研究者です。人の目には、横長で白目が目立つという特徴があります。先生はこの形態が、大型霊長類が陸上で生活する上で向いていたことに加え、社会的適応という淘汰圧をうけて進化したのではないかと考えています。確かにこうした目の形は、遠くからでも黒目の動きがはっきりとするので、心の姿を伝える（あるいは読む）のに向いています。より明瞭に意思疎通ができる目を持ったことで、グループが大きくなって（ヒトでは一五〇人程度）、個体間の相互関係がより複雑になっても、それを維持する絆を作れたというわけです。また橋彌先生の研究によれば、六ヶ月になると赤ちゃんは相手の視線の向きが判別できるようになり、見られることを好みだすようです。これは生得的で生存に適した感情です。だから人は何歳になっても、誰かに自分を見ていてもらいたいと思うのではないでしょうか。

（二〇一一年一月二十七日）

ロンドンからパリへ

一月の末のことになりますが、ロンドン大学キングス・カレッジに所属する精神医学研究所（ＩＯＰ）を訪問してきました。現在ＩＯＰに留学中で、今年三月に帰国予定の中尾智博先生も、いたって元気に我々を迎えてくれました。彼も、ＩＯＰの行動療法グループと九大との今後の連携作りを仕込んでいるようですから、そのあたりの事情は帰朝報告で紹介してもらいます。またロンドンでの行状は、吉田敬子教授が本号に報告してくれますので、ここでは触れずに、帰路一人で立ち寄ったパリでのことを少々お伝えします。教室の一部で、教授はパリに遊びに行ったのではないか、とささやかれていることも知っていますので、ネットのネタにならないように身の潔白を証しします。

キングス・クロス駅に隣接するセント・パンクリス駅の改札を抜け、待合室に入ると、そこはすでにフランスの香りに満ちていました。ユーロスターは二時間半でロンドンとパリを結んでいます。煤けた煉瓦作りの街中をしばらく走り続けて、英仏海峡トンネルを抜けると、車窓の光景は見渡す限りの田園へと姿を変えます。配られたランチとワインを摂ってまどろんでいると、まもなくして車内放送はパリ北駅到着を知らせてきます。

と、ここまでは優雅な旅だったのですが、人種と貧富が入り乱れ騒然とする北駅を走り抜け、地下鉄に乗り込んでサン・ミッシェルまで行き、ソルボンヌの近くをぐるぐる歩き、三回ほどすれ違う人を捕まえては宿（明らかに無名）の場所を尋ね、やっとチェックイン。約束の時間に遅れそうだったので、「今から宿を出る」と一言電話を入れて、タクシーに乗り込みピティエ・サルペトリエールに向かいました。ご存じの方もおられると思いますが、構内はとにかく広大です。運転手にも建物がわからず、再びぐるぐるして、やっと児童精神科部門を探し当てたのです。

部門長のDavid Cohen教授は丸首のセーターにジーンズといういでたちの大男でした。まさかこの人ではあるまい、と思って背後を窺ったのですが誰もいないので、素知らぬ顔をして、挨拶を交わそうとしたところ、込み入った話はフランス語では到底できそうもない、と見抜かれたのか、「フランス語でやるか英語でやるか決めたらどうだ」といわれ、出鼻をくじかれた思いがしました。両国の児童精神医学の実情やら今後の課題やらを話し合ったのですが、彼は英語が達者でその上気取らない人でしたので、ひとときの会話を楽しむことができました。織部直弥先生が書いた双極性障害の脳波解析の論文を見せたところ、「とてもエレガントな研究だ」と言い、「フランス政府は、精神医学に研究費を出さないから、僕らの研究業績は乏しいのだ」と言い訳のような愚痴のようなことを言っていました。

ご承知のようにピティエ・サルペトリエールはフランスの基幹医療施設ですから、各地から患者がくるようです。「院内学級も整っており、長期に入院しても学業でおくれることはない。米国では一週間も入院させないようだが、それでどのような治療ができるのか」、と皮肉まじりに話していました。それこそ米国では児童の双極性障害（prepubertal and early adolescent bipolar disorder; PEA-BP）が過剰診断されているがフランスではどうか、と尋ねたところ、彼が双極性障害とはっきりと診断できた最低年齢は十一歳であったといいます。僕も同感ですが、皆様の経験はいかがでしょうか。なぜでしょうか？ 一定の年齢に達しないと、双極性障害としての表現型が現れる神経回路ができあがらないのでしょうか。それは今後の課題として、ＤＳＭ-５では、児童の双極性障害の過剰診断・過剰投薬を抑制するためでしょうか、mood disregulation syndromeというカテゴリーを作る計画が進んでいるようです（注：ＤＳＭ-５では重篤気分調節症（ＤＭＤＤ）として抑うつ障害群の一つに位置づけられた）。

彼は二〇一二年にパリで行われる国際児童青年精神医学会（ＩＡＣＡＰＡＰ）の会長を務めるようで、シンポジウムを提案しないかとか、日本からも大勢参加して欲しいとか言っていましたので、皆様にお伝えします。

三泊五日の駆け足で二都をめぐった旅でしたが、質実と合理主義に貫かれたクールなロンドンと美とエスプリを大切にする艶やかなパリのコントラストが強く印象に残りました。

（二〇一一年二月二十五日）

東日本大震災、今の思い

今般の東北地方太平洋沖地震に被災された方々にお見舞い申し上げます。また、不幸にしてお亡くなりになられた方々のご冥福をお祈りするとともに、ご遺族に対して心よりお悔やみ申し上げます。

今はまだ事態の全貌を消化することは誰にとっても不可能だと思います。ですが、僕の思いを少しだけお話しします。こうしている今も、同僚達から次々に情報が入ってきます。精神科入院患者さんの他県への転院、精神医療自体の維持のための精神科医の派遣、被災者を対象とした「こころのケアチーム」の派遣などが行われています。岩手医大、東北大、福島県立医大から支援要請があり、すでに精神科医を送り出した大学もあります。日本医師会など、学会や協会ごとに支援の輪が広がっています。厚労省で指揮をとる精神障害保健課によれば、急性期対応は自治体病院系が中心となって行っているようです。

時々刻々と数値は変わっていきますが、避難所は二四〇〇ヶ所、避難民は二七万人に達しています。諸外国では、被災者の様子を見て、彼らの忍耐強さと秩序立った行動に驚きと称賛の声が上がっているようです。我々が被災地の映像を見ても、日本人の我慢強さ、なかでも東北の方の芯の強さには感涙するばかりです。日本のなかでも東北は昔から貧しい土地でした。若い働き手は家計を支えるため大都会へ出て行きます。津波は残された者が住む幾多もの寒村を消し去った。

災害はいつでも、弱者により冷たいのです。

今は気が張り詰めていても、やがて彼らは疲弊の極を迎えるはずです。多くの愛する人を失い、財産や土地を失い、希望を失っています。津波にさらわれる我が子を目の前にして、なすすべもなかったという、想像を絶する経験をされた方も少なくない。自殺される方もいると聞いています。また現地でこころのケアに奔走している人々もやがて心身の限界を迎えます。全国からの、こころのケアチーム派遣が大規模かつ長期間に亘って必要です。九大精神科の同門にも、応援に向かいたい、と手を挙げてくれる先生方が大勢います。教室でも福島県立医大を支援すべく準備を始めました（注：第一陣として、三浦智史先生と私が、四月四日に福岡を出発。新潟空港、そして磐越道を経由して、いわき市に到着した）。

今回の災害の異色なことは、地震と津波に加えて原発事故が発生したことです。この文を書いている今も、放射能汚染がじわじわ広がっているというニュースが飛び込んできます。素早く救援隊を派遣し、日本を応援してくれた諸外国の中にも、原発事故が予想外に深刻であることが伝えられると、過剰な反応を示し、自国民に帰国勧告をだし、大使館を一時閉鎖し、日本政府や東京電力の対応の悪さを非難する国も出てきました。

このように放射能汚染の恐怖が広がるなかで、最悪の事態を避けるため、危険を顧みずに修復作業に当たる同社や協力会社の社員達がいるそうです。地方の電力会社に勤務する島根県の男性（五十九歳）は、定年を半年後に控えながら、志願して福島へ向かったといいます。男性は約四〇年にわたり原発の運転に従事し、九月に定年退職する予定だったそうですが、「今の対応で原発の未来が変わる。使命感を持って行きたい」と、家族に告げ、会社が募集した約二〇人の応援派遣に応じたといいます。話を告げられた娘は、「普段は役にたたないだけの父親だと思っていたけど、今は父を誇りに思っている」と涙を流しながら語ったそうです。全員がこのような自由意志に基づいているのか、という疑問は残りますが、福島第一原発で修復作業を続ける作業員達は、Fukushima 50と呼ばれ、国際社会が驚嘆し、その勇姿にエールを送っています。自衛隊特殊化学防護隊の隊員たちも全員が志願者です。危険度の違いはありますが、余震と被曝のリスクのなかで、いち早く現地に乗り込み（あるいは留まり続け）医療活動に従事した医療関係者達がいました。被災地の復興支援活動を申し出ているボランティアが全国に大勢います（ボランティアの原義は十字軍志願兵です）。どうして彼らは、自らを危機に晒してまで、利他的行動を求めるのでしょうか。

僕には今、サルトルのいう「若者のジレンマ」が思い浮かんでいます。ドイツ軍と戦うためにレジスタンス活動に加わるべきか、それとも年老いた母のもとにとどまるべきかの二者択一、どちらがより倫理的なのかという過酷な問いです。ジレンマなのですから、絶対的な解や原理は無いのです。しかしどう動くか、僕らの無意識は瞬時にそれぞれの決定を下しているのではないでしょうか。判断に悩み時間がかかるならば、それは解を求めているからではなく、自分を納得させるためのロジックを考えているからに過ぎないと思うのです。私たち誰もが、事の大小こそ違えども、人生においてこのジレンマに幾度となく遭遇するはずです。あなたは、その時、どちらを選ぶ人ですか？

（二〇一一年三月三十一日）

東日本大震災―その後の思い（1）

福島県いわき市で「こころのケア」活動を始めて一月が経ち、五月十七日には鬼塚俊明先生をリーダーとする第三陣が出発しました。避難者は未だに一一万人を下らないばかりか、福島では放射能汚染のために新たな避難が続いています。

僕たちが訪れた四月上旬、避難所にはお年寄りも数多くおられ、疲れ切った様子で呆然としている人がちらほら見受けられました。劣悪な環境のなかでの避難所生活が長引いており、さぞかし疲れ切っておられることと思います。土地を追われて地域集団ごと脱出すること（exodus）の、つらさや惨めさとは、こういうことなのか、としみじみとわかりました。振り返ってみて、僕たち精神科医の活動が、ＰＴＳＤやうつ病・自殺の予防にどれほど効果的だったのか、判然とはしません。むしろ、こちらが教えられたこと、考えさせられたことの方が圧倒的に多かったように思います。その一つが、地域がもつ生存力です。

衝立があちこちに置かれている大きな避難所の様子がよく報道されます。しかし、地域が一緒に移動して肩寄せ合って生活している避難所では、鼾がうるさいなど特別なことがない限り、衝立はそれほど必要ないのです。ある体育館では、中央に近いところで、高齢の女性達が四人集まって談笑していました。遠慮がちに割って入って挨拶をしたところ、「私たちは幼なじみで、小さいときからずっと一緒に育ってきたの。こうしてみなで話していると気が紛れる」というのです。地域の力とはこういうものか、と改めて教えられた気がしました。〝わざわざ九州から来てくれて大変でしたね〟とこちらが気遣われてしまいます。

今後、仮設住宅などへと家族ごとに入居していきます。彼らは、安堵する一方で、非被災者との格差はいうまでもなく、被災者の間での格差という、〝被災の現実〟と真っ向から向き合わなければならないのです。しかるに、肌で感じたことですが、被災された方々はみな、格差や不平等に対してとても敏感でした。このことについては、次号で書いてみたいと思います。

シームレスな精神科医療

今年度から九大精神科は、経済産業省が力を入れている医療IT化プロジェクトに参加することになりました。医療のIT化には、大きく分けて二種類があります。一つは、広域に分布する医療施設をITネットワークでヨコに結び、患者さんを動かさずに、関係者間で医療情報を共有する、いわゆる〝シームレス医療〟構想。そして、一人の患者さんの生涯情報をタテにつなげて、情報を一元化しようとする、〝どこでもMY病院〟構想です。ただしいずれのプロジェクトも医療の未来像を模索する実験段階にあり、すぐに診療報酬に結びつくような話ではありません（注：平成三十年度にオンライン診察が保険収載された）。

一年前から、毎月一回のペースで霞ヶ関の経産省に集まり、シームレス精神科医療の勉強会を続けてきました。メンバーは、経産官僚、NTTの技術者、NTT東日本関東病院の秋山剛先生、経団連および連合のメンタルヘルス担当者、厚労官僚、シンクタンクのイー・ソリューションズなどです。

大学からは、ＩＴや数学にやたら強い、上野雄文先生と三浦智史先生とに参加してもらいました。
　ちなみに昨年の秋、ニューヨークのジョン・ケイン教授を訪問した際にお聞きしたことですが、彼はすでにテレビ会議システムで米国中西部の患者さんの相談にのっているようです。しかし僕たちが目指しているのは、単なるテレビ会議ではなく、その上をいくシステムの開発です。試験的に、東京の精神科外来を受診した（模擬）患者が、都内のリワーク施設を利用してこれから職場復帰を目指しているという設定で、主治医、リワーク施設の医師、職場の産業医、遠く離れた九州にいるうつ病専門医などの間で、患者を中心として、情報を連結し一体化された医療を行おうという企てです。将来はさらに、このネットワークと、現在同時並行で開発が進められている、糖尿病治療のネットワーク、あるいはがん治療のネットワークとの連結も視野に入れています。医師不足、精神科医不足の地域は勿論のこと、東北の被災地で、応用できないだろうか、と期待しているのです。

（二〇一一年五月二十五日）

東日本大震災―その後の思い（２）

僕たちがいわき市に行きはじめたのは四月初旬でしたから、すでに四ヶ月が過ぎようとしています。当時、公設住宅の入居受付が避難所の一角で行われており、みな忍耐強く列を作っていました。震災直後の昂揚期を過ぎた避難所の人々の表情には、疲労と焦燥とが見て取れました。あの方々は今、どうされているだろうかと気がかりです。

避難者に見られた秩序立った行動や冷静な態度が世界中の注目を集めたことは記憶に新しいと思います。暴動は言うまでもなく、我先の身勝手な行動などが起こらず、整然としていたことが世界中で報道され、日本には〝がまん強い〟という文化があるのだと伝えられました。実際には、現地では窃盗も多発していましたし、人々が感情を爆発させる場面にも出会いましたから、この報道にはステレオタイプの押しつけがあるとしても、人々は確かにがまん強いと感じました。

このがまん強さの裏にあるのは、社会心理学がいうところの集団主義（collectivism）の文化ではないかと思います。経済のグローバル化とともに個人主義（individualism）が浸透し、文化が混淆しつつありますが、日本にはいまだに集団主義が深く根付いています。集団主義とは、個の利益よりも集団の利益を重視して、個の権利主張に制限を加える行動原理のことです。同じ集団に属する相手に対して好意的に振る舞うことで、相手からも好意的に振る舞われることを期待できる、互恵的な社会を構成します。危機的な状況では人は誰でも集団主義的傾向を強めますが、東アジア一帯に暮らす人々に、より特徴的に認められ、欧米人に顕著にみられる個人主義と対比されます。

大切なことは、この集団主義の行動を保証するものは、ぬけがけをせずとも、そして和を乱さずとも、集団の利益は、最終的には「平等」に分配されることが保証されている、という信念の共有に他ならない、ということです。したがって人々は、結果としての平等に対して敏感になります。かつて福澤諭吉が日本社会の病理として指摘した「羨望」やアレクシス・ド・トクヴィルの「平等の情念」などは、こうした社会心理学的な分析が必要でしょう。

レフ・トルストイの言葉として知られるように、不幸な家庭はそれぞれに異なります。家のライフラインが一時的に止まっただけの方、ローンを抱えて生業や住宅を失った人、身内を失い悲しみに暮れている遺族、両親ともに失い孤児になった学童……。災害とはそもそも不平等な出来事です。だからといって、仮にも日本という集団への信頼を裏切ることがあれば、被災された人々に〝失望〟と〝怨〟を与えてしまうことになります。

私たちは、「できる限り富を平等に分配する」という、この国の歴史的文脈のなかで作られたルールを厳しく監視し続けなければなりません。

五大疾患に精神疾患が位置づけられる

厚生労働省が、精神疾患を、がん、脳卒中、心筋梗塞、糖尿病とならぶ五大疾患として位置づけました。年間の患者数の急増がその一因で、同省の二〇〇八年の調査では、糖尿病二三七万人、がん一五二万人などに対し、精神疾患は三二三万人に上るといわれます。また自殺者は近年、年間三万人を超えていますが、多くは何らかの精神疾患を抱えているとされます。政府の総合科学技術会議では、うつ病と認知症の生物学的マーカーの研究を促進することが合意されており、僕も委員を務めている文部科学省科学技術・学術審議会（脳科学委員会）においても、今年度の研究費で、うつ病、認知症、発達障害の研究を後押しすることが決まりました。研究費でいえば、これまで、がんの年間研究費が一二〇億円にのぼるのに対して、精神神経疾患の研究費はわずかに三億円前後にすぎませんでした。せめて一桁は増やして欲しいものです。

僕が精神科医の道を歩み出した三〇年前には、精神医学がこのように社会から注目され、期待される時代が来るとは、思いもよらないことでした。専門病院は、人里離れた場所にあり、施設の増設のたびに、近隣住民と緊張関係が生まれました。街中に精神科のクリニックを作っても偏見が強くて受診しないだろう、と誰もが考えていた時代でした。実際、東京にもクリニックは数えるくらいしかありませんでした。一方で、精神科の時間は味があり、ゆったりと流れていて、好きな勉強や臨床に没頭することができました。

今日のように世の中の期待が大きくなってくると、我々の仕事も増え、責任も重くなるでしょう。〝古きよき時代はただ過ぎ去るだけなのか〞それとも〝新しきよき時代〞を迎えることができるのか、私たちは、分岐点に立たされているのだと思います。

（二〇一一年七月二十九日）

文化アフォーダンスとは

周知のように、アフォーダンスというのはＪ・Ｊ・ギブソンが提唱した概念です。大雑把に言えば、野球のボールは大人にとっては投げることができるもの、幼児はなめることができるもの、犬にとっては咬めるものとして見ているということです。体の大きい人と小さな人とでは、同じ椅子を見ても、座れるかどうか、座り心地はどうか、などとそれぞれに異なる評価が生まれます。つまり、一人一人、見る人によりこの世の中は違って見えているのです。ただしアフォーダンスは前意識において認知されているので、私たちは普段これを意識することなく行動しています。つまり、視覚はつねに身体性をもつ、ということです。

行動の最も原初的な動因は、「人は生きていくための資源を獲得しなければならない」という身体性です。それればかりか、囚人のジレンマや最後通牒ゲームにみるように、高次の判断も身体性によって均衡安定しているようです。それは、より高次の回路が原初の回路を巻き込んで、入れ子構造のように脳が進化したからです。たとえば、とても嫌なことをしなければならないときには、「吐き気」を感じ、日常表現としても「〇〇には吐き気がする」などと言いますね。空腹の時、つい苛々して、普段言わないことを言ってしまったりもします。この「精神のもつ身体性」は、精神医学の臨床にも様々な場面で現れているのではないでしょうか。

この夏、社会心理学、文化心理学、社会神経科学に関する論文や著書を渉猟し、悪戦苦闘して（結果としては不満足なものとなりましたが）、「文化アフォーダンス」という概念に至りました。これは、文化（の各要素）に向き合い、あるいは参入する際に、文化がアフォードする認知は人によりそれぞれ違っている、という理解です。しかも、それは個人の行動のレベルにとどまらず、民族の集合的行動においても、行動の結果として獲得できる利益と損失により、行動を適応的なものとするかどうかが常に計算されている、と考えることができます。

重要なことは、文化アフォーダンスは普段は意識されないままに作動している、ということです。文化アフォーダンスの概念を援用すると、時代とともにメンタリティや精神疾患の表現型が変わっていくことが理解できるかもしれません。たとえば、飢えることのない社会となり、容姿の美意識にも変化が生まれ、それとともに拒食症が増えたこと、「うつ病者の善良性」という啓発が進んだ社会で、うつ病・うつ状態が増えたこと、社会への参入を以前ほど強制しなくなった時代に、ひきこもりが増え、代わりに統合失調症が軽症化していることなどです。

僕はこの考察を「文化―脳・高次精神の共同構成とうつ病の形相」と題して、東京藝大の内海健先生と編集した『「うつ」の構造』（弘文堂、二〇一一年十一月発行）に収めました。本書は二日に亘るワークショップから生まれた論文集です（注：続編『「うつ」の舞台』（弘文堂）を二〇一八年に出版）。

不満足だったことは、視覚アフォーダンスと文化アフォーダンスに共通する脳の原理や回路があるのか、あるとすればそれと社会脳とはどのような関係にあるのか、という疑問に接近できなかったことです。

拙論に対する皆様の忌憚ないご批判・ご意見を賜り、考察を一歩でも前に進めたいと願っています。

（二〇一一年十月十九日）

二〇一二年、年頭の挨拶

明けましておめでとうございます。皆様よいお正月を迎えられたこととお慶び申し上げます。今年も九大精神科をご支援くださりますよう、どうぞよろしくお願い申し上げます。二〇一二年には、多文化間精神医学会（六月二十三—二十四日）、East Asia Bipolar Forum（九月七—八日）、日本精神病理・精神療法学会（十月五—六日）の三学会を開催する（いずれも百年講堂）予定です。充実したプログラムを考えておりますので、皆様ふるってご参加ください。

東日本大震災—いわき市支援を終えて

二〇一一年十二月四日から八日まで、僕達は再びいわき市の医療支援に出かけました。今回は第九陣ということになり、個人的には、四月七日以来、約八ヶ月ぶりにいわき市に入ったことになります。

上野駅まわりでＪＲいわき駅に着いたのは、夜の八時過ぎでした。四月の頃は常磐線が不通でしたから、今回初めて駅に降り立ったのですが、駅舎を一歩外にでて驚いたことは、その街の明るさでした。駅前からまっすぐに伸びる中央通りの両側には街路灯が灯り、小料理屋が広がる辺りは特に明るく、質素でわびしいものでしたがクリスマス風のイルミネーションすら飾られていました。地方都市だけにこの時間になると人通りはめっきりと少なくなっていましたが、それでも制服姿の学生たちがたむろする、どこにでもあるような駅前の様相を呈していました。

昨年の四月に来たときには、この中心街ですら全体に薄暗く数件の店だけが外の明かりを消してひっそりと開業しているだけで、どこが駅かすら分からない有様でした。音もなく点滅を繰り返している交差点のランプが奇妙に浮き上がって見えるほど、いわき市は重苦しい暗闇に包まれていました。当時はやっとライフラインが回復したばかりで、開業していたホテルも一軒しかありませんでしたが、今回は、あちらこちらのホテルが開業しているようで、いわき市が日常生活を確実に取り戻しつつあることを実感できて嬉しく思いました。

先に到着していた小原知之先生と伊東看護師の出迎えを受けて、駅前のホテルまで歩いて向かいました。地震でできた道路の段差やひび割れ、建物の傷跡などには、表面的な修復が施されていましたが、うっかりすると段差でよろめくような状態で、完全な復旧にはまだほど遠いことがわかります。ホテルに到着すると、当時と全く同じように、原発の作業員なのか建築業者なのかは分かりませんが、作業服姿の泊まり客で混み合っていました。

体育館などを利用した避難所は完全に無くなっており、避難されている方々はみな、市の雇用促進住宅や仮設住宅に移っていました。ちなみに東北三県でも避難所は全部閉鎖され、皆さんが仮設住宅などに移ったと聞きました。しかし、その数は三三万人にも達しているそうです。いわき市には市外から避難してこられた方が二万人近く滞在しており、一方で八〇〇〇人のいわき市民が市外へ出て行ったといいます。地方局のテレビ放送を見ると、時々刻々大気中の放射能の数値が表示されており、原発事故が今も市民を不安にさせていることがわかります。

僕達に今回要請された活動は、福祉センターでの来所相談と電話相談、戸別訪問、市民公開講座での講演だけで、いわき市でのこころのケア活動は、表面上は、収束したかのように思われました。仮設住宅などに移った方々で精神科医療が必要な方には地元の医療が提供できているようでしたし、こころのケアは、相互の見守り、相談受付などの方法で対応しているようでした。

地元の病院の精神科医、看護師と昼食を共にする機会がありました。精神科医療もほぼ震災以前の水準に戻っているそうです。しかし彼らからとても気になる話も聞きました。それは、震災直後に福島を離れて戻ってきた医療従事者と、残って医療を続けた人たちとの間に、埋めることの難しい溝ができている、ということでした。きっとこれは、医療者に限った話ではないでしょうから、あまり表沙汰にはなっていませんが、福島に特有の深刻な問題なのだろうと思います。

保健センターの職員は、これからも予想できないことが起こるのではないか、その際に自分たちはどう動けばよいのか、との不安を抱えているようでした。現地の精神科医には保健センターの支援をするまでの余力が無いのでしょう。できれば関係を絶ちたくないといった様子でしたので、今後はSkypeを用いたテレビ会議で連絡を取り合うことを提案させていただき、現在その準備に入っています。

支援に行かせていただき、現地を見てまわり、現地の人々と接した者は、みな何か、他では得られない何かを体験してきたと思います。それは、医療者として働きながら、日常の忙しさの中で見失いがちなこと、すなわち「私たちは人の役にたてる」ということを改めて知ったということではないでしょうか。

ベンジャミン・I・サックス教授のこと

吉田敬子教授の紹介文にあるように、二〇一一年の九大・モーズレー児童精神医学研修会には、ベンジャミン・サックス教授をお招きしました。彼は八十二歳になる、古き良き英国精神医学を身につけた精神科医で、学習障害、なかでもダウン症と自閉症を専門とされています。

およそ一年前に、吉田先生と僕はロンドン郊外のハムステッドに居を構えている彼を訪れました。吉田先生がモーズレーに留学されていた時の指導教授で、日曜の朝ごとに自宅に呼ばれ、英語の練習と称して、家族の団らんに加えて頂いたということです。

約束の時間ぎりぎりにハムステッドの地下駅に着き、急いで地上にでると外は小雨模様でした。そのなか、待ち合わせの書店の前で、傘も差さず、軒下にも入らず、路上に立って待っている背の高い英国人を見つけました。その姿は、その場では分かりませんでしたが、きっと紳士のマナーだったのではないかと思います。

挨拶をすますと、お茶に誘われ、近くのケーキ屋で暖を取りつつ話をしました。僕のことは、"Keiko's boss"ということだけで十分だったらしく、たちまち精神医学の話になりました。その時に彼が述べた治療思想で印象的だったことが幾つかあります。〝医療はチームで、しかもマルチモダルに行うのがベスト〟であること、患者さんには〝自分は働けるという自尊心〟と〝仲間がいるという安心感・連帯感〟が必要だということなどでした。これが、オーソドックスで実利的な英国精神医学の真髄なのか、と感心しながら聞き入った覚えがあります。サックス教授は最近の論文にも目を通しており、自閉症の遺伝子研究にも話が及び、その知的好奇心が一向に衰えていないことも驚きの一つでした。

九大でのレクチャーにお招きしたのは、彼の治療哲学をさらに詳しくお話し頂くためでした。それは、「精神科治療の十戒」としてスライドにまとめられていました（文末参照）。ダウン症の治療を念頭に置いた項目もありますが、精神疾患の治療一般にも言えることではないかと思います。十戒の最後は、初期診断が適切であったかどうかを、長期経過を観察して評価し、常に自分の診断能力を高める必要がある、と締めくくられています。

余談ですが、サックス教授の会話はほとんどが疑問詞WhyとWhatで始まります。しかし、こちらが少しでも戸惑っていると、相手を困らせない、という気持ちでしょうか、すぐに自分の考えを述べてきます。そして、その会話は常にアイロニーとウィットを含んでいます。しかし、とげとげしさなどは全くなく、アイロニーとウィットはいつもチャーミングに語られます。彼の動作と表情も同様で、いつでもチャーミングな表現を含んでいます。

モーズレーとタビストックは長年に亘るライバルですから、「精神分析は評価しない」と口では言いつつも、フロイトがかつて住んでいた家（記念館となっている）へ案内してくれて、フロイトが晩年をハムステッドで過ごしたことを誇りにも思っているようでした。

記念館までの道すがら、つかまって歩くようにと吉田先生に腕を差し出し、常に吉田先生を塀側（自分は車側）に導いて歩道を歩かれたのです。ここにも身についたマナーが粋に現れていました。

Ten Amendments of Psychiatric Treatments：

①Management Team
②Clinical Pharmacology
③Behaviour Management
④Cognitive Behaviour Management；CBT
⑤Medical Issues
⑥Language Numeracy Education
⑦Exercise
⑧Paid Occupation
⑨Social Personal Relationships
⑩Follow Up

（二〇一二年一月六日）

米国の精神科医療事情

今年の一月に米国を訪れました。渡米は、一九九八年に行われたＡＰＡサンフランシスコ大会以来、実に一四年ぶりのことです。米国で精神医学の初期トレーニングを受け、当時の同僚に誘われてプロテスタント系の教会と出会うことができた僕にとり、米国は恩ある国ですし、もとより好きな国の一つでした。しかし弱者切り捨ての政策やイラク戦争などの中東政策には嫌悪感を抱いてきましたし、九・一一テロ事件が発生し治安にも不安がありましたので、この間ずっと渡米を躊躇してきました。

今回は、ジョンズ・ホプキンス大学に留学している加藤隆弘先生と、ハーバード大学に留学している平野羊嗣先生、織部直弥先生を激励し、彼らのボスを表敬訪問するという役割があったので、しぶしぶ腰を上げて出かけてきました。まず申し上げておきますと、世界トップクラスの研究施設で働いていても、彼らはみな米国のボス達にとても高く評価されていました。

話は変わりますが、僕がメイヨ・クリニックでレジデント・トレーニングを始めたのはＤＳＭ-Ⅲが導入されて四年が過ぎた頃です。当時の精神医学はまだＤＳＭ一色にはなっておらず、伝統的精神医学がしっかりと残っていました。教養のある先生は、「これは、レオンハルトのcycloid psychosisであり、ＤＳＭではschizoaffective disorderにあたる」とか「症状は強迫性障害だけど、ホッホ&プラチンのpseudoneurotic schizophreniaの症例にそっくりだ」などと教えていましたし、レジデントには、二症例の力動的治療を（スーパーバイザーのもとで）半年以上に亘り担当することが義務づけられていました。そののち、精神分析が衰退し、推論や議論の余地の少ない操作的診断の世界へと変わってしまい、実に寂しい思いがします。加えてmedicalizationへの批判や医師と製薬企業との癒着などの話題が沸騰して、米国精神医学の威信はひどく傷ついています。医療制度に関しては、帰国（一九八七）の直前に導入されつつあったマネイジド・ケアというシステムが跋扈し、国民の医療水準が低下したとも聞いていました。今回の訪米で、精神科の医療事情について少しながら生の声を聞くことができたのでお話ししたいと思います。

ジョンズ・ホプキンス大学はメリーランド州ボルチモア市にあります。その精神医学教室は、「Psychobiology」を提唱したアドルフ・マイアーが初代教授を務め、児童部門にはレオ・カナーがいたことでよく知られています。ちなみに、ホプキンス大学医学部の立ち上げには内科医ウィリアム・オスラーが関わっています。最近ではソロモン・スナイダーという傑出した精神医学者を輩出したこともご存じでしょう。

加藤先生の案内を得て、Sheppard Prattという名の精神科専門病院を訪問することができました。ご存じでしょうか。ここはかつてハリー・S・サリバンが働いていた施設です。広大な敷地に、ややクラシックな佇まいの病棟が新設されており、機能別に運営されています。棟内は広々としていて、どの部屋もあかるく、こざっぱりとした家具が備えられ、快適な空間が作られていました。

病棟チーフを務める精神科医に話を聞いたところでは、精神科医療は保険会社によって管理（マネイジド）されているといっても過言ではなさそうです。患者さんが入院してくると、診断面接を行い、治療方針を決めるところまでは同じです。しかしここで病院の事務職員が患者さんの保険会社と連絡を取ります。彼らの診断や治療方針は、保険会社の医師により評価されるのです。この〝病状報告とそれに対する評価〟は、毎日のように繰り返されます。平均在院日数は約一〇日で、さらに入院が必要なときには、主治医が保険会社と交渉することで、二～三日なら延ばすことができる、といいます。なんとも情けない限りですが、マネイジド・ケアが導入されてからトレーニングを受けた、この若手のリーダーは、こうするのが当たり前の診療だと思っているようでした。どのような治療をどのくらいの期間受けられるのかは、患者さんの保険によって決められてしまうのです。

その次にclinical directorとも話すことができました。彼は、七〇年代に卒業し、精神分析のトレーニングを受け、八〇年に導入されたＤＳＭを学び、その後にマネイジド・ケアの世界に〝引きずり込まれた〟、僕より幾つか年上の精神科医です。古き良き時代を知っているので、現在の医療制度には大いに批判的でした。しかし、〝公器としての医療〟に理解のない政府とその方針に乗った巨大保険会社の力を前にして、無力感を隠せないでいました。マネイジド・ケアでは、医師の診療報酬は、もっぱら診断と薬物療法のマネイジメントに対して支払われるようです。認知行動療法や対人関係療法などの体系化された精神療法は、精神保健福祉士や精神科専門看護師が行う治療として位置づけられています。またグループ療法が盛んですが、ここでも中心は医師ではなく、臨床心理士、精神保健福祉士、ナース達です。精神科医は治療チームの小隊長といったところでしょうか。

さらに驚いたことに、Sheppard Prattは外来部門をもたないのです。理由は至って簡単で、外来は採算が合わないからです。たとえば、持っている保険によっては、患者さんが精神科医に会えるのは、年に四回、それも一回につき一〇分の面接に限定される、と規制がかかっているものもあるらしい。「では患者はどこの医師にかかるのか」と聞くと、「保険会社が契約している市中のクリニックのリストから選ぶ。そして、症状が悪化して初めて、また一〇日間に限り、ここでの入院治療を受けられる」と言うのです。一〇分の診察で三ヶ月分の処方を出して、また一〇分の診察で次の三ヶ月の処方を決める。これではとうてい治療になりません。一方で裕福な患者さんは、健康保険など持たずに、何から何までキャッシュで払っていく、といいます。「ニューヨークなら、そのような患者を相手にしてやっていける開業医はいるけど、彼らは例外でね。僕は開業医にはなりたくないよ」とも言っていました。幾つもの割り切れない気持ちを抱えてSheppard Prattを後にしました。

同日の午後にホプキンスの病棟を訪れシニア・ドクターと会いました。ここでも平均在院日数は一〇日前後だといいますから、レジデント達はさぞかし忙しいことでしょう。しかも世界に冠たる研究大学に相応しく、精神科のスタッフは全員が研究職で、自ら研究費を獲得し、その中から自分の給料を取っているのです。交代で臨床に従事しますので、その時間分は大学病院から賃金が出るようです。しかし、給料の全額を大学からもらって（つまり一般的な意味での雇用）、臨床に（あるいは研究に）従事することはできないそうです（ただし文系の教員は日本と同じように雇われている）。つまりここのスタッフは研究費が取れなくなるとホプキンスを去っていくことになります。言ってみれば、ホプキンスというブランドとその研究施設を自らの研究費で借りながら、さらに高みをめざして研究生活を送っているわけです。文字通りpublish or perishの世界で生きる、彼らのストレスには想像を絶するものがあります。

面白かったのは、「どの抗うつ薬を好むか」と聞いたときに「nortriptyline」と言ったことでした。SSRI／SNRIで反応しなかった患者が多く訪れるので、直ちに三環系抗うつ薬を使うようです。とにかく一〇日前後しか入院できないのですから、悠長に新規抗うつ薬を色々と試したり、増強療法をしたりしてはいられない、というわけです。彼はまた、「SSRI／SNRIは重いうつ病にはあまりよく効かない」とも言っていました。僕がメイヨ・クリニックにいた時も重症のうつ病にはnortriptylineがファーストチョイスでしたから、この三〇年間、現場で働いている医師の経験だけはあまり変わっていないようです。

だらだらと長くなりましたので、ボストン訪問記は次号に掲載します。

（二〇一二年四月二日）

フォリアとクラムチャウダー

歳回りなのでしょうか、昨年の秋あたりから、政府の科学技術・学術政策の立案の場において末席を与えられる機会が多くなりました。しかも日本精神神経学会の副理事長を仰せつかり、週に二回、三回と上京することも稀ではなくなりました。

忙しくなることが分かっていながら、なぜ副理事長を引き受けたの?とよく聞かれます。実は、やりたかったのは英文機関誌Psychiatry and Clinical Neuroscience（PCN）のeditor-in-chiefでした。これをセットで提案されたので、断ることができなかったのです。この雑誌とのつきあいは長く、かれこれ一七~一八年になります。当時は、Jap J Psychiat Neurolという雑誌名でした。編集委員長が大熊輝男先生から本多裕先生に代わり、編集委員会は本多先生がご勤務されていた晴和病院（新宿区）の二階会議室で行われていました。国際雑誌へと脱皮することを目的として、（さんざん議論して）雑誌名をPCNに変え、フォリア刊行会からBlackwell社に出版を移しました。Medlineに載せるにはどうしたらよいのか、などと話していたことを覚えています。それが今やインパクトファクター（IF）二・一三三（注：二〇一七年のIFは本書一〇五頁を参照）の雑誌に育ち、Can J Psychiatry（IF＝二・四一七）、Aust NZ J Psychiatry（IF＝二・九二九）に迫りつつあります。ですから編集委員長となってこれらを追い抜いたらさぞかし愉快だろうと思ったのです。

次に、前回お約束したボストンでの体験を少しだけ紹介します。今年の一月十九日にジョンズ・ホプキンス大学を後にして、ボルティモアからボストンに移り、ハーバード大学に留学している平野羊嗣、織部直弥両先生を訪ねました。ご存じのように、ボストンは米国の頭脳と呼ばれる大学町で、学問にふさわしい雰囲気と歴史をもっています。

彼らとともに、ボストン美術館の、それ自体が光の芸術ともいえる爽やかなレストランで軽食をとり、彼らのラボを案内してもらいました。ラボは、これといって特徴のない病院の地下にあり、とりわけ印象に残るような設備があるわけではありません。ところが、ここから世界トップレベルの成果が生み出されるのです。世界中から俊才があつまり、頭脳を酷使して、アイディアを生み出しているのです。むろん高価な機器が必要な研究もありますが、ハーバードで改めて実感したことは、尽きるところ、大学の財産は人材に他ならないということです。

夕暮れを待って、ハーバード・スクエアとマサチューセッツ工科大学ＭＩＴの学舎（グレート・ドーム）がチャールズ川を挟んで対峙する、瀟洒なイングランド風の街を通り抜け、ボストンの夜景が一望できる「ハーバード・クラブ」へと向かいました。ここはハーバード大教授のメンバー制クラブです。ビルの高層階にあり、バーカウンターから大きな窓越しの夜景へと広がるフロアーと小ぶりながら上品なレストランを備えています。彼らのボス、ロバート・Ｗ・マッカレー先生が僕たち三名をレストランに招待してくれたのです。平野君らの直属の指導者はハーバード大で研究をするようになり十何年にもなるといいますが、このクラブに招待されたのは初めてだといいますから、Bobがいかに平野・織部両氏の働き・能力を評価しているのかが伝わってきます。優秀な二人を送ってくれた僕が日本から来たので、一緒にごちそうしようということでしょう。おかげで、ボストン・クラムチャウダーにあずかれた、というわけです。

（二〇一二年八月八日）

二〇一三年、年頭の雑感、いくつか

今年の五月には、いよいよ第一〇九回日本精神神経学会学術総会を迎えます。中村哲先生をはじめとする基調講演四題、アジア諸国の精神医学会理事長による招待講演六題、シンポジウム四四題（うちメインシンポジウム一一題）、教育講演一七題、トピックフォーラム一八題、ワークショップ二五題をはじめ、九大精神科の諸先輩にご依頼したランチタイムセッション、先達に聞く、公開講座が用意されています。一般演題も三六〇題以上が寄せられており、かなり充実した学術学会になりそうです。また懇親会では、九大フィルによる演奏と榊家の家庭映像をもって、榊先生の功績を顕彰したいと思います。

話は変わりますが、二〇〇六年のCell誌（126：663-676）に掲載された論文を読みました。ここに報告された発見に対してノーベル医・生理学賞が贈られました。ご存じでしょうか？　当時すでに奈良先端研から京都大学に移っておられた山中伸弥先生によるｉＰＳ細胞の成功を載せた論文です。方法を読みこなすには若干の専門知識を必要としますが、序と結論は至って簡潔で、とにかく美しい論文です。繊維芽細胞に四つの遺伝子（いわゆる山中因子）を導入すると、細胞が“reprogram”（初期化）され、受精卵のように多能性を獲得し、どのような細胞にも分化しうるようになる、というものです。日本人による、しかも国産の研究だっただけに、日本のライフ・サイエンスのレベルの高さが世界に知れ渡ったはずです。家電、車、パソコンで、隣国の後塵を拝し、ＧＤＰも下降、デフレにあえぎ、領土問題も福島の原発事故も解決できないでいる日本にとって、これほどに明るい話題は無かったように思います。

加えてこぼれ話を一つ。山中先生が受賞する前にiPS成功のニュースが世界中で報道されたことがありました。その頃、京大の基礎系教授と話していて、「京大はああいう変わったことをする人を一人ぐらいは抱えておくんや」と、京都人独特の持って回った言い方をされたことがあります。つまりは、僕らには才能を見いだし育てる力がある、ということを婉曲に自慢したのです。

さて、以前に英国の精神科教授をお迎えして講義を聴いたことがありました。やがて質疑応答の時間になりましたが、フロアーからは意見や質問がなく、形式に則り司会の僕が質問をしました。これは日本ではごく普通の光景です。しかしその先生は、「日本人はなぜ議論をしないのだろうか？ 君たちは科学技術に長けているのに、疑問をいったいどのようにして解決しているのか？」と僕に後で聞いてきたのです。そこで僕は、「権威者への反論はおろか質問さえ失礼である、とする精神性が今も残っている。僕らとて、あなたの講義に疑問や反論が無いわけではない。あとで、仲間内で色々と議論するのだ」と答えました。ここでの重要なメッセージは、古代から、思想の深化もサイエンスの進歩も、曖昧な社交や悪意の中傷を含まない、真剣な議論や批判が基礎にあることが多い、ということです。そこで思い出したことがあります。かつてロンドンの精神医学研究所を訪問した際に、たまたまマイケル・ラター教授の学内セミナーに潜り込むことができました。質疑応答の時間になったとたん、かつて児童精神医学のトップにいた彼が若い研究者達から容赦のない批判を浴び、それに対して彼が一つ一つ真剣に反論する姿をみたのです。ちなみに彼の講義は六〇分でしたが、三〇分話すと、すぐに対話に切りかえました。セミナーでの対話は、その分野の権威の頭脳を借りて、参加者の知識を拓く貴重な機会となっているのです。

何はともあれ、五月の学術総会を無事に終え、気持ちを初期化したいと思います。

（二〇一三月二月一日）

日本精神神経学会学術総会を終えて

第一〇九回日本精神神経学会学術総会（五月二十三―二十五日）を無事終了することができました。これも同門の皆さまのご協力、ご支援のおかげであり、心より感謝しております。

参加登録者六三一二名、それに招待者を併せて総勢六四二七名にのぼり、過去最大の総会となりました。会場によっては、席がすべて埋まってしまい、壁際に立つだけではなく、床に座って聴く方もおられたようです。なかでも聴衆の数が最高を記録した、神田橋條治先生と黒木俊秀先生による〝先達に聞く〟では、参加者が一〇〇〇名に達しました。聴きたい講演が聴けずに、参加費を返せと受付に押しかけた会員もおられたとか……。米国では、関心の高い演者の話は、会場が人で溢れると床に座ってでも聴くのが一般的な光景となっています。とは言え、とにかくお気の毒なことをさせてしまいました。

予算規模一億円の学術総会でしたので、閉会の辞を述べ、大きなこともなく無事すんだ、と思ってしまったら、二週間ほど〝荷下ろしうつ〟の虚脱状態に陥りました。総会報告もこれにて失礼します。詳しくは次号に掲載予定の川嵜弘詔准教授（当時）による学会印象記をお読み下さい。

京都にて大汗をかく

再び元気を取り戻して、第一〇回国際生物学的精神医学会（六月二十三―二十七日京都）に参加しました。日本側のプログラム委員長でしたので、本来でしゃばるのは嫌う方ですが、内容を盛り上げるために、討論一つ、講演三つ、座長二つを買って出ました。結局、参加者は二〇〇〇名余にとどまり、福岡総会の後だっただけに今ひとつ生彩に欠けていた感がありました。しかも場所が京都でしたから、皆さん観光に行ってしまったのか、学会会場にはぽつりぽつりと人影がみえるだけでした。僕自身は、何人もの懐かしい外国の友人に会えたので満足しています。

開会式には両陛下の行幸啓があり、参加した外国の方々も大いに喜んでいたようです。レセプションでは天皇陛下の通訳を仰せつかりました。今上天皇は、幼少時から、米国人のクエーカー教徒のエリザベス・ヴァイニング先生を家庭教師として、英語とともに平和主義を学ばれたことで有名ですから、通訳など不要なはずです。しかし日本学術会議から、「専門用語で困られることのないように」と念を押されていたので、形ばかりの通訳をするつもりでいました。ちなみに皇后陛下の通訳は横浜市大の平安良雄教授が務めました。皇后陛下は英語に加えてフランス語もお話しになるようです。

予想どおり、天皇陛下は英語で外国の招待客と挨拶を交わされだし、僕も気を楽にして会話に聞き入っていました。やがて、手持ち無沙汰にしている通訳者のことを気にされたのか、急に日本語でお話しになられたのです。あわてて通訳を始める次第となり、いきおい大汗をかきました。当時関係が悪化していたアジアの近隣の方に、「両国のいっそうの友好を望みます」とこころをこめて話しかけておられたのがこころに残りました。

北三陸へ行って

九大精神科は、今年四月から、北三陸の精神科医療支援を続けています。すでに小原知之先生、實松寛晋先生が、そして今回は中尾智博医局長とともに僕も行ってきました。

三陸は、盛岡などの都市部から遠く離れており、復興が思うように進んでいません。防波堤が壊れたままの海岸線が残り、高台の造成地もほとんどできていません。平地が狭いためなのでしょう、仮設住宅は強制収容所のように密集して作られており、二年が過ぎているというのに、そこで生活されている方が今もおられます。自宅は倒壊をまぬがれたものの独居でひっそりと生活されているご老人が大勢いらっしゃいます。

NHKの「あまちゃん」の舞台、久慈市とその近郊は四万弱の人口を抱えています。そこに二〇〇床の精神科病院が一つあり、院長以下三名で診療を続けています。総合病院の精神科は一ヶ所で、週に三日、派遣の医師が来るだけです。日に三〇―五〇人を診察しているといいます。また、久慈に隣接する野田村には五〇〇〇人が暮らしていますが、診療所が一ヶ所あるだけで、六十歳前後の医師が一人で住民の健康を支えているらしい。医療は限りなくやせ細っています。リーダーの女性がぽつりと言いました。「戸別訪問やこころの健康相談を続けているのは、精神科医療への負担を少しでも減らしたいからだ」と。

話は変わりますが、医局長がいない場で、こころのケアチームの女性達が九州の方言のことを知りたがったので、聞きかじりの知識を披露しました。医局長が薩摩の出身で、薩摩訛りは九州の中ですら通じないと冗談を言ったところ、一同が笑いました。ある方が、「神庭先生には訛りがないが、医局長先生は、訛りを出さないように努力しているのがわかる」と言いクスッと笑ったのが印象的でした。そういう彼女たちも、僕達には訛りを出さないようにしていたのでしょうけども。

陸前高田のケアチームの女性達と昼食を食べにそば屋に入りました。ある女性が、「三重大盛りそば」と元気よく頼んだので、僕もついまねしたところ、文字通りこぼれ落ちんばかりに山盛りにされたそばが出てきたのです。岩手は「わんこそば」で有名なくらいですから、皆さん本当によく食べるんです。僕は半分も食べることができずに、残りを、〝天ぷら汁そば〟を頼んだ医局長のどんぶりに入れてしまいました。彼はそれをぺろっと食べていました。

ついでに、もう一つ。

チームに、ひかえめで小柄な女性がおられた。ドライブインで休憩したときに、どこのご出身ですかと尋ねたところ、なんと遠野だと言うんです。小さい頃、実際に民話を聞かされて育ったそうです。怖い話のときは夜眠れなかったこともあったといいます。僕はわくわくしてしまい、遠野のことをもっと聞きたくなりました。しかし、車に乗り込むと彼女はふたたび無口になってしまい、僕も少々疲れていたので、外の景色を眺めることにしました。夕暮れた空の下には、広葉樹の山並みが延々と続いていました。

（二〇一三年七月三十一日）

腰を抜かした二〇一四年の年明け

寒中お見舞い申し上げます。

さっそくですが、先日STAP細胞のニュースが世界中を駆けめぐりました。STAPというのは"Stimulus-Triggered Acquisition of Pluripotency"の略です。ニュースで大きく取り上げられたように、理化学研究所発生・再生科学総合研究センター(神戸市)の研究ユニットリーダーがその立役者です。二〇一四年一月三十日のNature誌には、STAP細胞の論文が二本掲載されています。

その研究者は三十歳そこそこの研究者で、テレビで放送されたように、ピンクや黄色に染められた壁と、ムーミンの図柄をプリントした機器に囲まれ、祖母からもらった割烹着を着て研究しています。その自由奔放さにも驚きました。

また、このような自由が許される理研にも驚きました。業績作りと研究費の獲得にあくせくし、挙げ句の果ては論文を捏造する事件が後を絶たない大競争時代にあって、この自由度は驚くほかはありません。

理研はかつて「科学者達の楽園」と呼ばれていた研究所です。東大総長だった山川健次郎(後の九大初代総長)が、同大教授だった物理学者、大河内正敏を所長に登用し、その彼が、理研の主任研究員に大幅な自由をもたせる研究室制度を導入したのです。そして「科学者達の楽園」から、寺田寅彦、鈴木梅太郎、長岡半太郎、仁科芳雄、朝永振一郎などが育っていったと言われています。ですから、その伝統が今も脈々と流れているのだなと思いました。

一方で、理研の厳しい成果主義の面も知っています。七、八年前のことですが、理研脳科学総合研究センターの外部評価委員を務めたことがあります。委員長は米国の教授で、欧米から招聘された研究者が評価委員の三割を占めていました。評価のために、全員が二泊三日にわたり泊まり込みで朝から晩まで研究者達の発表を聞き、そのつど質疑応答を行って評価を決めるという作業を繰り返したのです。プレゼンテーションと質疑応答はすべて英語で行われました。全員で一五人くらいの発表を聞いたでしょうか。そして最終日の夕方には、委員長が英文の評価報告書を纏めます。彼は毎晩、ホテルに帰ってから報告書の下書きをしていたらしく、その体力と知力のタフさに驚いたことを覚えています。それはともかく、評価の結果次第では、ラボの縮小あるいは廃止もあり得たのです。理研の研究者は任期制でしたから、任期を更新しない、というわけです。このように理研では自由と結果責任とが裏腹の関係にあります。

上記の巻頭言を書いて発信してから一週間も経たないうちに、小保方論文のデータ捏造疑惑がネット上で指摘されだし、やがて大手新聞社やテレビによる報道、そして理研および本人の記者会見に至りました。本来ならこの挨拶文は削除すべきでしょうが、ＳＴＡＰ細胞の成功に当時私たちがいかに喜んだか、その様子を残すために敢えて残すことにしました。ＳＴＡＰ細胞の作成はまた、日本の科学者が、いや全国民が、たいそう誇らしく思った出来事だったでしょうし、誰もが再生医療が一段と進歩することに大きな期待を抱いたと思います。

しかし今は、理研の自由な制度が悪い結果となって表れた、未熟な行為を目の当たりにして、残念な気持ちで一杯です。今回の問題が、日本の生命科学の進歩を停滞させないことを祈るばかりです。

（二〇一四年二月十九日）

外国人はよく笑う

今年の四月には、同門会に就任一〇周年の祝賀会を開催して頂きました。身に余る光栄でした。この場を借りて、改めて御礼申し上げます。

この一〇年間を一人でやってきたわけではありません。教室のメンバーの活躍、そして同門各位のご協力があってこそ、できたことなので、そのお祝いのための会だったのだと思っています。

話は変わりますが、日本精神神経学会と王立オーストラリア・ニュージーランド精神医学会（RANZCP）の間には、お互いに役員を招き合うという慣行があります。今年は僕が呼ばれて西オーストラリアのパース（経路を間違って選んだため、福岡からおよそ二四時間かかりましたが）で開かれた総会（五月十二日〜十六日）に参加し、〝現代日本のうつ病と自殺〟というタイトルで講演しました。

実はこの日のためにあらかじめ二つのジョークを用意しておいたのです。冒頭、「オーストラリアと日本には、共通点が二つあります。一つはどちらの国民も島に住んでいます。（一呼吸おいて）大きさこそ違いますが……。もう一つの共通点は、どちらの国民も英語に訛りがあります」と言って笑いを取る予定でした。ところが、司会をしてくれた女性の副理事長（注：現理事長のキム・ジェンキンス）が、僕の紹介に加えて、「昨年の福岡大会には私が招待されて初めて日本に行き、とても楽しかった」と挨拶されたので、「それは、不思議の国のアリスのような体験でしたね」と答えたところ、会場が大爆笑に包まれたのです。なにがそれほど面白かったのかはピンと来ませんが、準備したジョークがいかにもつまらないものに思われたので、言わないでおきました。

タイトルが興味深かったのか、会場はほぼ満席となり、皆さん熱心に聞いてくれ、下田先生の執着気質や樽見先生のディスチミア親和型の説明には、あちこちでうなずく様子が見られました。質問にも五~六人が手を挙げ、「日本は急激に社会文化が変化して、うつ病や自殺の増加につながったのではないか」などと活発な意見交換が行われました。

（二〇一四年五月二十八日）

リチウムの向精神作用に改めて驚く

さきごろ教室の研究がThe Lancet Psychiatryに受理されました。三浦智史先生が中心となり、光安博志先生、本村啓介先生、島野聡美先生とともに二年がかりで膨大な量のデータを解析し、統計数理研究所（東京）の野間俊一先生、京都大の古川壽亮教授、ベローナ大のシプリアニ教授、オックスフォード大のゲッデス教授、ミュンヘン工科大のロイヒト教授など錚々たる研究者とアイディアを交換し合いながら書き上げた秀逸な論文です。

最新のネットワークメタ解析の方法を用いることで、双極性障害の維持療法における、すべての治療薬間での有効性と安全性を比較しました。そして、数ある薬物のなかで、現時点ではリチウムが第一選択薬であることを明らかにしたのです。この論文では、高度な数理統計の手法が用いられており、しかも諸外国の専門家の意見を取り込むことで、世界中で双極性障害の臨床に生かしてもらえる結果と解釈が得られています。研究に携わるものにとって、このようなインパクトのある成果を発表できる時ほどにスリリングでエキサイティングな瞬間はありません。

ちなみにリチウムの向精神作用がジョン・F・J・ケイドの手によって一九四九年に発見されて六〇年余りになります。リチウム以後の精神薬理学の営みは、様々な治療薬を生みだし、双極性障害のよりきめ細かな治療を可能としてきました。しかし今回の解析の結果、リチウムの向精神作用の発見は、ずば抜けて偉大なことだったのだと改めて分かります。

かつて現代精神医学事典（弘文堂、二〇一一）を編んだ際に、項目としてケイドを取り上げ、自ら調べたことがあります。インターネットでたまたま彼の息子さんが内科医として王立メルボルン病院に勤務していることを知り、ケイドのリチウム発見（当時三十七歳）以降の研究や正確な没年が知りたくてメールを差し上げたことがあります。息子さんから返信されてきたメールには、彼が綴った父の思い出が添付されていました。ケイドは、研究者というよりも人間愛に満ちた臨床医としてその後の人生を送っており、オーストラリアの自然と動物を愛し、親切で、ユーモア好きな紳士で、熱心なクリスチャンで、オイスターとゴルフと（家族の反対にもかかわらず頑固に）タバコを愛し続けたそうです。そして六十八歳の時に、がんのために他界していました。

日独・二国間交流事業シンポジウムでのエピソード

今年の六月にミュンヘン大学で日独シンポジウムを開催しました。日本学術振興会への研究申請、ドイツ側との連絡、抄録の作成などの準備、当日の会議運営など、加藤隆弘先生がほとんどをこなしてくれました。

ここでは、彼の印象記にないプライベートなエピソードをお話しします。シンポジウムは三日間にわたりましたが、二日目の夜、近くのビヤホールでドイツ側主催の懇親会が催されました。会が終わりに近づいたとき、民族衣装姿の男性給仕が透明の液体を配りだしたのです。目の前に座っていたのがウルム大のベッカー教授。統合失調症とボルナ・ウイルスの関係を初めて報告した方です。彼から、「これを最後にひっかけるのがドイツ流だ」と勧められて一杯飲んだところ（その液体はウオッカのように強いスピリッツでした）、しばらくして照れくさいという感情が吹っ飛んでしまい、「日独間で歌い合おう、国歌はどうですか」と言ってしまったのです。そうしたところ、加藤先生の友人のゴールド先生から、「ドイツでは国歌を歌うのは右翼的な行為なので……」と断られてしまいました。そこで提案を変え、宴席の返礼として日本からの参加者全員が立ち上がり、「上を向いて歩こう」を歌ったと言うわけです。

帰国後に調べたところ、ドイツ国歌の歌詞は、ドイツはすべての国に勝る国であり、その領土と民族を守ることを誓うという内容でした（ですから現在では無難な三番しか歌わないそうです）。さらに英国、フランス、米国の国歌を調べてみましたが、いずれも女王の賛美や革命・独立の好戦的決意を歌い上げています。その是非はここでは触れませんが、国歌とはそういうものなのか、と知った次第で、日独で国歌を歌い合ったら、途方も無く無神経な行為だったに違いないと恥じ入り、そして、かつての戦争を知らない世代のドイツ国民が、今も抱えている戦争への複雑な思いに触れたのだ、と気づいたのです。

（二〇一四年十月二十四日）

川嵜弘詔先生と實松寛晋先生の送別会を終えて

平成二十六年度も瞬く間に過ぎ、九大精神科の医局は一〇名の医員たちを送り出したところです。彼らの「大学研修を終えて」に目を通すと、病棟回診やカンファ、輪読会、懇親会などでの彼らの姿がすでに懐かしく思い出され、毎年のことながら、少し寂しい気持ちにもなります。彼らは今後九大の研修関連施設で研修を続けます。同門の先生方には、彼らのご指導を宜しくお願いします。

今年は、さらに二人の教員を見送ることになりました。お一人は、川嵜弘詔准教授です。すでにご承知のように、四月から福岡大学精神科の教授として赴任されました。川嵜先生は、一五年の長きにわたり教室で勤務され、しかも過去五年間は、黒木俊秀先生の後任として、教室の准教授を務めてくれました。転出に際して、仕事の申し送りを受けましたが、学内外で彼が受け持っていた仕事の多さには驚きました。断ることの苦手な川嵜先生は、長い九大生活の中で、さまざまな仕事を抱え込んでいたのだ、と知った次第です。今野浩のユーモア小説「すべて僕に任せてください―東工大モーレツ天才助教授の悲劇」に出てくる助教授そのままの生活をさせていたのかと知り、今さらながら痛烈に反省しています。ご本人は、これからは「助教授の軛」から解放されて晴れ晴れするぞ、とお思いかも知れませんが、彼のことですから、もっと重い「教授の軛」を自らの手ではめてしまわないかと心配です。

もうひと方は、實松寛晋先生です。先生は医局に五年ほど在籍してくださり、医員の指導医を務めてくれました。先生は、豊かな経験をもつ優れた臨床医で、円満で安定したお人柄でしたから、安心して病棟をお任せできました。一人一人の患者とじっくり向き合いたいとの希望をかねてお持ちで、このたび三善病院に副院長として転出されました。移られてからも、週に一日、九大病院の外来診療に従事してくださっています。

英国の経験主義と精神医学

吉田敬子教授の紹介にあるように、過去五年にわたったモーズレー病院セミナーが最終回を迎えました。エリック・テイラー教授、故ベンジャミン・サックス教授、アニュラ・ニカポタ先生らと出会えたことは貴重な体験でした。ちなみに、ぼくは英国の精神医学――それはドイツの精神病理学を基礎とし、経験主義により練り上げられた医学――が好きで、医員の先生方との輪読会では、両者の系譜に触れることのできる、クルト・シュナイダーの臨床精神病理学とフランク・フィッシュの臨床精神病理学とを一年交替で読んでいます。

Enigma 第一三号（二〇一二）でも紹介したように（一六九頁）、故サックス教授は、伝統的な英国精神医学を身につけておられたので（振る舞いも伝統的な紳士のそれでしたが）、以来ロンドンに二度ほど訪問させて頂き、謦咳に接してご指導を受ける機会を得たことはこの上ない喜びでした。サックス教授の話はアイロニーとウィズダムに満ちていて引き込まれてしまいます。一方、一世代ほど若いテイラー教授は対照的にストレートな意見を早口で話されるので、集中して聴いていないとすぐ話についていけなくなります。彼は、伝統的な英国精神医学とともに、経験主義の一つの実践としてのE

BMを違和感なく身につけておられる臨床医でした。

再び、東北の被災地へ向かう

九大精神科は今も東北を支援し続けています。今回は三月十六日に陸前高田市へ中尾智博医局長と共に行ってきました。かつて書いたように（Enigma 第七号、二〇一二）、被災地のもつ諸条件を考えると、短期的な復興は不可能だろうと思っていましたが、その予想は当たっていました。壊滅した沿岸の市街地は二～三の震災遺構を残して広大な平地へと姿を変え、当時圧倒された瓦礫の山はどこにも見当たりません。その代わりに、近くの山から削り取った土が巨大なベルトコンベアで運び込まれ、あちらこちらに見上げるほどの盛り土が作られています。この荒涼とした光景を見たとき、いつになったらこの盛り土の上に街ができるのか、はたしてどれだけの人が戻ってくるのだろうか、と考え込んでしまいました。

本号には本村啓介先生が報告記を寄せてくれました。彼の言う、普遍的価値と現世的利害との相克については、ジョン・ロールズが正義論で展開した「無知のヴェール」、「マキシミンルール」の考察が参考になるかもしれません。自分が仮に、一番恵まれない状況にあるときどのように考えるだろうか、という前提に立ち、共同体にとっての善、普遍的な公共性とは何かを考える思考法です。

話は変わりますが、憲法記念日を前にして、共同体の善から連想するのが憲法です。憲法は個人と国家との関係を規定しているものであり、憲法は主権者である国民が政府の国家運営を縛るための手段です。しかし、二〇一四年七月、その解釈が政府によって変えられる（解釈改憲）という議会制の危機を目の当たりにしました。より深刻なのは、わたしたちがこの事態をよく知ろうともせずに、その未来への意味をよくわからないままに看過したことだと思います。ですから、ぼくは、今、日本国憲法に強い関心をもっています。

本村啓介先生に倣って、盛岡の詩人石川啄木の歌集「一握の砂」より

頬につたふ　なみだのごはず
一握の砂を示しし人を忘れず

統合失調症の謎がまた一つ明らかに

教室では、国際共同研究も盛んになり、毎年二〇報以上の学術論文を一流の国際誌に発表しています。どの論文も、謎に満ちた精神医学のフロントラインをさらに切り拓く、胸躍るような発見で満ちています。

年頭にお送りした同門会メールでも紹介しましたが、平野羊嗣、織部直弥、鬼塚俊明先生らが、ハーバード大学精神科のケビン・スペンサー教授と進めてきた研究がJAMAの姉妹誌JAMA Psychiatryに掲載され、九大広報部からプレスリリースされました。詳しくは、本号の平野羊嗣先生の紹介文をお読みください。文科省の最先端研究開発強化費ならびに九大精神科同門からの奨学寄付

により、過去四年近くにわたり、ハーバード大学精神科との共同研究、人事交流を深めて参りました。現在は、平野昭吾先生が留学しています。このたびの論文は、これまでの交流の成果の一つです。この場を借りて、同門会のご支援に心より感謝申し上げます。

（二〇一五年四月十七日）

二人の教員と一〇人の医員たちを迎えて

今年度から、教員スタッフとして、若手の平野羊嗣先生と村山桂太郎先生を迎えることができました。大学での生活にまだ慣れていないにもかかわらず、お二人とも学生、研修医、医員の教育にとても熱心に取り組んでくれています。他の先生がたとは、すでに一〇年余りご一緒していますので、論文の抄読会や症例カンファでは、どこで誰がどのようなコメントを言いそうか、おおかた分かるような仲になっています。そこへ彼らが加わり、新しい視点から議論に加わってくれるので、これらの時間がさらに充実して面白くなっています。今後は、研究でも独創的でインパクトのある成果を出してくれるに違いありません。

また、今年も一〇名の医員の先生方が病棟で研修をしてくれています。彼らはそれぞれに個性的ながら、みなとても熱心に患者さんに向き合っており、また勉強家ぞろいです。同門の先生におかれましては、それぞれの自己紹介をお読みくださり、今後のご指導を宜しくお願いします。

連日のノーベル賞

毎年十月に入ると、五日の医学・生理学賞に始まり、各種ノーベル賞が次々と発表されます。科学の最前線でどのような大発見が行われているのか、どのような人がどのようにしてそれを成し遂げたのか。大発見の物語にはいつもわくわくします。メダルが日本人に与えられるとことさら嬉しくなることは言うまでもありません。

昨年に続き日本人にノーベル賞が与えられ、しかも今年は医学・生理学賞が大村智先生に、翌日には物理学賞が梶田隆章先生にと二日続けての受賞ですから、ノーベル賞への関心の薄い人でも、さすがにこのニュースには驚いたのではないでしょうか。日本人が、ノーベル賞が生まれるような精神的土壌、すなわち科学・技術はもとより、文学さらには芸術にわたり高度に成熟した文化を、築いてきたことを誇っても良いでしょう。

日本を離れると、言葉と人種の壁にぶつかることが少なくありません。論文やデータ（企業なら製品）で試合ができるときは良いのですが、大半は徒手空拳で会議に望み、議論の流れに乗りながら、いかに主導力や影響力を発揮するか、という場で満ちています。そのようなとき、英語が流暢でなく、しかもスラングやジョークの一つも言えないと、悲しいかな、見かけのＩＱは二〇ポイントほども下がってしまい、無口で凡庸な傍観者と見なされがちです。しかし、近年のように、日本人が次々とノーベル賞を受賞するならば、きっと私たちへの見方も変わろうというものです。いかにも、他力本願だな、と言われそうですが……。

大村智先生が発見した抗寄生虫薬イベルメクチンは、熱帯地方の風土病の特効薬で、毎年何億人もの人を救っていると言われています。この研究は北里研究所時代の仕事だといいますから、創設者の北里柴三郎もさぞかし喜んでいることでしょう。本来であれば、ジフテリアの血清療法を確立した彼にもノーベル賞が与えられてしかるべきでした。残念なことに、共同受賞という考え方のなかった当時、受賞候補にはなったものの栄誉はベーリング一人に与えられました。

Wikipediaによれば、帰国後、東大の緒方教授の脚気細菌説に異を唱え、研究の場を失った彼に、福澤諭吉は伝染病研究所（以下、伝研）（一八九二）を作り与えます。伝研には全国から優れた研究者があつまり、世界でも屈指の研究所になります。ところが、文部省の強引な方針により伝研が東大医学部に併合されることとなり（後の東大医科学研究所）、これに憤慨した北里は伝研を辞め、私費を投じて北里研究所（一九一四）を作ったというわけです。北里が作ったものがもう一つあります。それは慶應義塾の医学部です。福澤の没後（一九一七）、福澤による長年の多大なる恩義に報いるため、志賀潔、秦佐八郎ら大勢を引き連れて慶應に移ります。そして北里は初代医学部長、付属病院長となり、終生無償で働いたと言います。

風土病で思い出すのが、九州帝国大学医学部衛生学第一講座担任だった宮入慶之助教授です。慶應元年生まれなので慶之助なのでしょうね。これもWikipediaによれば、宮入先生が日本住血吸虫の中間宿主である巻き貝を発見したのは一九一三年で、この発見が契機となり感染経路の特定と予防対策が進んだと言います。かつて山梨に暮らしていた頃に聞いた話ですが、日本住血吸虫症が原因不明の死病だったころ、「甲府盆地の農家に嫁ぐ女は棺桶を担いで行け」と言われるくらいに恐れられていたそうです。

その後、宮入先生は英国の学者によりノーベル賞候補に推薦されたのですが、残念ながら実現されなかった。しかし、この成果も、北里のものと同様に、ノーベル賞に値する業績ではないでしょうか。普段なにも意識せずに馬出キャンパスの宮入通りを歩いていますが、このことを思い出したとき一〇〇年前の宮入先生に向かい頭を垂れました。

（二〇一五年十月十五日）

多剤併用時の診療報酬減算

今年の診療報酬改定では、再び、同効薬の多剤併用が減算の対象とされました。遡る二年前の改定では、カットオフが抗精神病薬三剤、抗うつ薬三剤まで、と決められたにもかかわらず、間をおかずしてさらに厳しい制限が加えられたのです。

ぼくは日本精神神経学会（以下、学会）の代表の一人として、厚労省医政局医療課との交渉に臨んできました。二年前、学会側は、専門医の自律性（オートノミー）と裁量権を主張し、かろうじて「学会の専門医資格をもち、薬物療法の研修を受けた医師の処方に関しては制限を受けない」という防衛ラインを守ることができました。ところが今年の改定では、原則として両薬剤ともカットオフが二剤処方までとなり、研修を受けた専門医の場合であっても三剤までとなり、四剤を処方すると減算されることになりました。あっさりと専門医の裁量権を縛られたことには強い反感を持ちます。

先の交渉では、何剤までが合理的な処方なのか、すなわち安全性に照らして有効性がまさる処方といえるのか、カットオフをめぐる綱引きが行われました。そこでは、「専門医の経験では」と主張しても相手にされず、論点はエビデンスがあるかどうかということになったのです。世界中のエビデンスを洗いざらい調べたところ、両薬剤とも、二剤まではその有用性を示すことができました。しかしさすがに抗うつ薬三剤併用の有用性を調べた研究はありませんし、抗精神病薬でも、三剤併用時に有効性は増すが、有害作用も多くなる、という報告が一報あるだけでした。クロザピンが広く使用されているなど、治療環境の違いもあるかも知れませんが、難治例であっても抗精神病薬を三剤併用することは諸外国ではあまりないということでしょうか。余談ながら、医療課が、二年前の減算規定の導入にあたり、カットオフ三剤で大幅に譲歩した際に、ぼくは、「この決定は臨床現場の混乱を避けるということもあって行われたのであり、彼らは二年後の改訂で本格的に切り込むつもりなのだろう」とうっすら感じていたことも確かです。

抗うつ薬の三剤処方の例として、SSRIにSNRIを併用し、睡眠補助剤としてレスリン（デジレル）を用いるようなときがあると思います。一方、統合失調症の急性期治療には、抗精神病薬の多剤併用が必要な時がしばしばありますが、維持治療へと移る過程で減薬を意識すれば、三剤あるいは一〜二剤へと変えていけるのではないかと思います。ちなみに以前より、抗不安薬と睡眠薬は二剤併用しか認められていませんのでご注意ください（注：平成三十年より、抗不安薬と睡眠薬は合計四剤併用時に減算、となった）。

学会は専門医のための薬物療法研修eラーニングを行ってきました。二〇一四年には七〇〇〇人近くの方がeラーニングを受講され、多剤併用の資格を取られています。二〇一五年のeラーニングでは、教室の三浦智史先生を講師として「向精神薬の副作用モニタリングの最新情報」を学ぶことができます。どのような形になるかは未定ですが、今年の医事課の規制を受けて、再びeラーニングを受けて頂くことになりそうですので、学会からのご案内にご注意ください。

「ひきこもり」研究が米国で注目される

加藤隆弘先生が、米国のアラン・テオ氏らと続けてきた、「ひきこもり」の国際共同研究が注目され、American Journal of Psychiatry の Perspectives in Global Mental Health (2016 Feb1; 173 (2) : 112-4) に掲載されました。わが国では、二〇一六年の内閣府調査において、「ひきこもり」は十五〜三十九歳に限っても五四万人以上と推計されており、実際には四十歳以上の「ひきこもり」も多く、長期化・高齢化が喫緊の課題となっています。このように、「ひきこもり」は文化結合性が強いと考えられてきましたが、研究は、米国、スペイン、インド、香港、オマーンなどの諸外国にも認められる現象であること、実相が未だよく見えず、その精神医学的理解や対応もまちまちであることを浮き上がらせています。当教室では、「ひきこもり」および周辺疾患の多軸的な評価を進め、有効な治療法および予防法を検討しています。また我が国のみならず、国際的に深刻化する「ひきこもり」を打開するための国際共同研究を欧米およびアジア諸国の医療機関と進めています。

かつて empty nest syndrome（空の巣症候群）が注目されたことがあります。じつは、この概念は米国に始まったものです（一九六六）。日本のように、母親と子どもの愛着が強く、過保護に流されがちな文化で注目されるのであれば分かりますが、親が子どもの一刻も早い自立と旅立ちを願う文化にありながら、子どもが巣立った後にうつ状態になる母親が、米国で、問題とされたことに不思議な感じを覚えた記憶があります。一方日本でこのような患者さんに出会うことは滅多にありません。この現象ひとつとっても、文化結合性は、文化や国土・風土のもつ多様性、あるいは文化のもつレジリエンスを持ち込まなければ理解できないのでしょう。
また、国際社会はグローバル化が進むと同時に、民族・移民、宗教、社会経済的クラスなど、サブクラスが鮮明になりつつあります。西洋と東洋という大きな括りはもはや時代遅れなのかも知れません。今後は、サブクラスに注目した比較文化精神医学の研究が待たれます。

（二〇一六年三月十一日）

大学間競争と研究費

国立大学への運営交付金は年々減額されています。加えて、行政改革により教職員の定員削減がじわじわと進行しています。大学本部から配られてくる教室の運営費も減っています。紙と鉛筆でできる研究と違い、ライフサイエンスの研究には多大なコストがかかります。したがって各大学は、競争的研究資金の獲得に終始するようになりました。かつて科研費を年に一回申請していれば良かった時代とは様変わりしています。

研究費が取れる研究者は、研究の合間を縫って、研究費の申請と成果報告書の作成に明け暮れています。加えて一部の年配の研究者たちは、数多く作られた競争的研究費の審査にもかり出されるようになります。審査は情報を漏洩できないため、若い人に頼むことができず、一人で対応します。ぼくですら、今年の前半だけで、学振、ＡＭＥＤ（二プロジェクト）、厚労省（二研究課題）の研究費の審査をこなし、それも時には一次審査が適切だったかどうかを審査することもあります。机に三〇センチにも山積みされた書類を読み、審査意見を書き込みます。執筆した分量は、軽く総説三編に相当するのではないかと思います。

幸い、教室の研究活動は盛んで、二〇一五年の獲得総額は、共同研究者への配分額も含めて、かなりの額にのぼります（総額は同門会誌平成二十八年一号をご覧下さい）。しかも二〇一六年度は新たに、ぼくが科研Ａを取り、鬼塚俊明先生、加藤隆弘先生が、それぞれＡＭＥＤや新学術などの大型の研究費を取ってくれましたので、これだけで数千万円が上乗せになると予想されます。

このように研究費は比較的潤沢ですが、これらの資金は研究以外の活動、たとえば臨床活動や医局運営には一切使用が認められていないのです。これをしますと、研究費の目的外使用、となって厳罰の対象となります。

大学運営費が年々減らされるなか、医局の活動を維持するためには、教室雇いで、教官（非常勤を含めて）、医員、秘書らの雇用を確保しなければならなくなっています。診療と医局の運営に用いることができるのは、同門からの寄付と企業からの奨学寄付です。この企業寄付が、二〇一五年に、従来の三分の一に激減しました。一部の非常識な、医師と製薬企業の癒着が表面化し、新たな産官学連携の仕組みが見いだせないままに、産から学への資金の流れがなくなりつつあるのです。

幸い、同門会の皆様のご厚意により、医局の財政は一息つくことができました。改めて、誠にありがとうございました。

セイロンの紅茶

さる五月二十六日、スライド原稿や挨拶文の原稿も未完のままに、早朝の福岡を立ちスリランカへと向かった。コロンボで開催されるアジア精神医学会ＡＦＰＡの学会に参加するためである。時差は五時間、ＪＡＬとスリランカ航空を乗り継いで一五時間の旅であった。

この国は、かつて英国の植民統治下にあってセイロンと呼ばれていた。若い方はご存じないかも知れないが、ぼくが小学生のころ、紅茶といえば、「セイロンの紅茶」であった。そして、ぼくの朝食は、決まって一枚のトーストと苦い後味を残す「セイロンの紅茶」だった。来る日も来る日も同じメニューである。ご飯に味噌汁が出ることもなければ、トーストにハムや目玉焼きが付くわけでもなかった。父の好みだったのか、母が手抜きをしたいだけだったのか、今となっては知りようがない。母は一五年も前に他界しているし、父もつい二ヶ月ほど前に九十一歳で逝ってしまった。その頃、セイロンの場所くらいは知っていたが、風景を見たことはなく、むろん仏教国であることや、女性がサリーをまとっていることも知らなかった。

そのうち一家は、アメリカ帰りのハイカラな叔母の手土産としてリプトン紅茶と出会うことになる。本場英国の紅茶だと聞かされたその味は、とてもそれまでの紅茶と同じ飲み物とは思えなかった。紅茶の深みがあり、しかも後味が格段に良かった。紅茶とはこういうものなのかと感心したほどである。それまでの紅茶がただちに食卓から姿を消したことは言うまでもない。以来、紅茶からセイロンを連想することはなくなり、いつのまにかセイロンという国名を聞くこともなくなっていった。

それだけに、彼の地で、思いがけずに出会った美味しい紅茶には驚いた。その深紅の飲み物は、紅茶の上品な渋みとかすかな甘みとが清らかな水のなかでまろやかに溶け合い、芳醇な香りを放っていた。この紅茶を口に含んだとき、遙か昔の朝食の光景が、甘酸っぱい思い出となってよみがえってきたのである。

何歳になろうとも、親を失うと、迷子になった子どものような心細さを感じるものだ。そればかりか、旅立った親たちは、自分のなかの子ども時代の何か大切なものを持ち去ってしまうような気さえする。

しかし、スリランカの紅茶がそうだったように、あるいは光景やメロディがそうであるように、感覚は、ふとした弾みに、幼かった頃の自分や好きだった人たちと再び会わせてくれる。そう、親たちは、さまざまな思い出を残していってくれたのである。

（二〇一六年七月二十七日）

アイオワの風景

二〇一六年九月、醜聞でまみれた第四五代米国大統領選を前にして、アイオワ、ニューヨーク、ボストンを駆け足ながら見て回る機会を得ました。今回はその時のことをお話しします。

アイオワは、かつての留学地ミネソタの南に接する州で、北米コーン・ベルトの一角をなしています。映画「フィールド・オブ・ドリームス」や「マディソン郡の橋」をご覧になられた方はこの地の風景が浮かぶでしょう。畑や牧場の他にはこれといった観光地はありません。この地を最初に訪れたわけは、山梨大学の後輩、篠崎元先生がアイオワ大学精神科の准教授として活躍していて、研究の打ち合わせを兼ねてラボを見に来て欲しいと誘われていたからです。そこで彼のボスのジミー・ポタッシュ教授（注：現ジョンズ・ホプキンス大）と引退されたナンシー・アンドリアーセン先生（本書七二頁を参照）への表敬訪問を計画に盛り込んで立ち寄ることにしました。ちなみに彼女は、大学から離れたところにあるこぢんまりした森のなかに家を構え、ヘンリー・ソローよろしく、ひっそりと暮らしています。しかし研究意欲は今も衰えず、創造性を脳画像研究で解き明かそうとしていました。

成田からＪＡＬに乗り一二時間弱、機体が徐々に高度を下げだすと、広大な緑の大地が目に入ってきます。やがて紺青色をしたミシガン湖が左翼越しに見え、その美しい湖岸線を追っているうちに、全米で二番目に高いシアーズ・タワーが姿を現してきます。オヘヤ空港へのランディングの準備が始まり、お決まりのように、機内は若干あわただしくなります。しかしアイオワへの旅はこれで終わりを告げるわけではありません。乗り継ぎ便に乗るために、長い列を作る入国審査を受け、モノレールでターミナルを移動し、ラウンジで二時間余りを待たねばなりませんでした。疲れた体を引きずりながらやっとのことで小型のジェット機に乗り込んだところ、背が高くて太ったアフリカ系アメリカ人のキャビン・アテンダントが一人、ハイテンションで搭乗者を迎え入れてくれ、極端な抑揚をつけてアナウンスをしたかと思うと、飲み物と小さな袋に入ったピーナッツを配り、瞬く間にそのゴミを回収しだします。その様に気圧されているうちに、シーダーラピッズという小さな空港に到着しました。ここは大学町アイオワ・シティーの玄関口です。

と、ここまではいつもの海外旅行と大して変わりません。しかも慣れ親しんだアメリカ中西部に戻ってきたこともあり、懐かしさで一杯になっていました。ところが、空港のゲートを抜け、バゲッジクレイムで荷物を待っているときに、ぼくは思いもよらず身構えてしまったのです。到着した人も迎えに来た人も、ぼくを除いて白人しかいないことに気づいたからです。これほどの違和感は、後に訪れるニューヨークでもボストンでも、かつて訪れた欧州の幾つかの都市でも、体験したことがありませんでした。しかも違和感は、空港から大学の研究室へ向かう車が人の波に飲み込まれたときにピークに達しました。その日は、大学のスタジアムでフットボールの試合が行われていたようで、五万人を収容するというスタジアムから大量の人があたり一面に流れだしてきたのです。大半は二十歳前後の溌剌とした学生達でした。それがなんと、見渡す限り金髪碧眼だったのです。特に女子学生は、あたかも校則で決まっているかのように、ジーンズの短パンにTシャツ姿で、長い金髪を誇らしげに背中まで伸ばしています。そっと運転席の後輩の様子を窺うと、彼にとっては見慣れた風景なのか、一向に動じている様子がありません。学生らもわれわれには無関心のようでした。違和感はぼく一人のものだったようです。

中西部には、北欧や北部ドイツからの移民が多いことは知っていました。実際、かつての留学先のメイヨ・クリニックのあるロチェスター市で、アジア系やアフリカ系アメリカ人を見ることはごく稀でした。にもかかわらず、このように人種の違いに違和感をもつことは無かったと思います。ではなぜ今回の旅行で、かくも強く人種を意識したのでしょう。若い頃はスラングに悪戦苦闘し、来る日も来る日も、必死になって職場や社会に溶け込もうとしていたので、肌の色にかまっている余裕がなかったからでしょうか。それだけではないと思います。今回の旅行では、アメリカにおける「人種の違い」にこれまでに無く敏感になっていたからです。この秋の大統領選を控え、あからさまに人種を差別する発言が繰り返され、「人種の分断」や「社会の分断」がアメリカの深刻な問題として取りざたされていました。来訪者に過ぎないぼくですら人種差別に敏感になっていたのですから、この国に暮らすカラード（有色）と呼ばれる方々はとても肩身の狭い思いをしているに違いありません。

余談ですが、若い頃、留学を前にして、さまざまなアメリカ旅行記を読みました。しかし、この国が建国当時から抱えているはずの人種問題については、阿川尚之「アメリカが嫌いですか」も常盤新平「遠いアメリカ」もそして江藤淳「アメリカと私」も多くを語ってはいなかったように記憶しています。ただ一人、南部に留学した安岡章太郎「アメリカ感情旅行」だけが、それも読み手を辟易させせるほど執拗に、人種差別のことを書き込んでいた。さらに蛇足ながら人種で思い出したことを付け加えると、九鬼周造は、欧州に留学した際、なぜ自分が黄色なのかと強烈に意識させられる体験をし、それがきっかけで「偶然とは何か」という命題と取り組んだとも言われています（真偽不明）。

ところで、みなさんはYouTubeを見ますか。ぼくは今頃になってYouTubeにはまっています。最初は英会話の勉強のためにと思って見だしたのですが、これがとても面白い。白熱したディベートや知識人の講演、ニュースの解説を好んで見ますが、コメディや新旧の映画の予告編、古今東西の名演奏などを見ていると、つい夜更かししてしまいます。ある晩に、たまたま見つけたのが、マイケル・ムーア監督のTrumpLandでした。多くのアメリカ人が最後にはヒラリーが勝つだろうと高を括っていたなか、彼は一貫して、トランプが勝つ可能性が高いと警告し続けた一人です。TrumpLandは、あえてトランプ支持州のオハイオの小劇場を選び、ムーア監督が「秘めた愛」を持ち続けてきたと告白する相手、ヒラリー・クリントンを応援する独演をし、それを録画しただけのものです。

ヒラリーは富裕層との癒着が批判され、国務長官時代の数々の行為に疑念がもたれ、激しく嫌われていました。これに対して、ムーア監督は、ヒラリーがいかに純粋でチャーミングな人であるか、皆保険を導入しようとしてどれだけの苦労を重ねてきたのかを、オハイオの観衆を前にして、熱く、延々と語ります。二〇五〇年に白人が五〇％を割ると推計されているこの国で、職を失い貧しい暮らしをしている白人ブルーカラーがトランプを支持することにも一定の理解を示します。やがて、彼をにらみつけていた観客も彼の熱弁に引きこまれ、会場には笑いすら生まれます。

オハイオやミシガンに加えて、ペンシルバニアも、かつては鉄、石炭や自動車で栄えていた州です。これらの産業が衰退し、中間層から貧困層に転落した人々が多いこの地帯をラスト・ベルト(rust belt 錆びた地帯)と言うようです。トランプは、彼の最後の演説を、敢えてこのペンシルバニア州の小さな町モネッセンで行いました。ここは、かつて石炭で栄え、誰もが古き良きアメリカの生活を楽しんでいた町です。Google Mapで町の様子をみてください。地方の寂れたタウンの風景を見ることができます。自動車産業や鉄鋼業が衰退し工場が外国に移転されたために、石炭の需要が減り、この町は失業者で溢れているはずです。ここは現代のアメリカの一面を象徴する町なのです。大企業や政府から見捨てられた白人が住むこの町から、トランプは、排外主義を掲げ、全米のサイレント・マジョリティに向けて、「アメリカに仕事を取り戻そう。アメリカを再び偉大な国にしよう」と訴えたのです。ここが選挙戦の震源地の一つになったことは間違いないでしょう。

話は変わりますが、外国へ行くときは、できるだけその地の教会を訪れるようにしています。翌朝、後輩の家族を無理やり誘って、三〇年ぶりに、中西部のルター派教会の日曜礼拝に参加しました。教会は閑静な住宅地の中にありました。手入れされた芝のヤードの奥に瀟洒な家が並ぶ歩道を、身なりの良い地元の人々が三々五々やって来て、礼拝堂には二〇〇人ほども集まっていたでしょうか。その日は丁度、生まれたばかりの赤ちゃんの幼児洗礼式が恭しく行われていました。ここには、ぼくが幼かったときにホームドラマを見て憧れたアメリカの暮らしが残っているように思えました。それだけに、分断化されたアメリカがどこに向かうのかと深く考えざるを得なかった。

礼拝のあとのティータイムに参加していると、「日本に行ったことがあるよ」と、長身で初老の男性が話しかけてきました。このときの会話には、九大精神科の第四代教授を務められた桜井図南男先生とつながる話もあるのですが、原稿が予定以上に長くなりましたし、二〇一六年の仕事おさめの時刻が迫っています。気を持たせるようで恐縮ですが、いずれ機会があればお話しします。

（二〇一六年十二月二十八日）

エキゾチック　アラブ

今年も一一名の優秀かつ個性的な入局者を迎えることができ、教室の活動はますます活発になっています。中尾智博医局長の就任以来、五〇人を上回る後期研修医が入局してくれました。これだけの先生方がしっかりと研修できる環境を用意することも容易なことではありません。中尾先生は将来にわたって名医局長として語り継がれることでしょう。しかしながら、ご想像のように勧誘会の回数も半端でなく、加えてご本人は並外れた美食家なので、入局者の数に比例してウエストが〇〇になられており、奥様はもちろんのこと周囲の者もみな、これ以上は放っておけないぞ！とやきもきしています。

さて、今回は立て続けに海外での仕事がありましたので、その様子をお伝えします。

今年の三月二十七日から三日間にわたって、アラブ首長国連邦ＵＡＥの首都アブダビで、第六回アジア精神医学会ＡＦＰＡの第六回国際会議が開催された。紛争が頻繁に報じられるアラブ世界にはこれまで行かないようにしていた。昨年、イランの学会から招聘を受けたが、家族の猛烈な反対にあい、多忙を理由にお断りさせていただいたばかりだ。しかしＵＡＥは裕福で安全だと聞く。しかも今期ＡＦＰＡの理事長を務めていながらこの学会に参加しない、というわけにはいかない。

「また海外へお出かけですか」、医局長がいつもよりお腹をふくらませている。きっと不満なのだ。ムッときたので、「はっきり言っておく。今回はいつものように学会だと言って遊びに行くわけではない！ 挨拶や理事会、委員会の司会を何度もすることになり、抜け出して観光してまわる時間はないのだ……」と、心のなかで強く言い返しておいた。

事前にウンフガング・ゲーベル教授（ドイツ精神医学会理事長）からメールで「Have a good nerve!」と励まされた。そうか彼も注目していたのかと知ったその時に、「日本民族は侮れないことを知らしめなければ」と思ってしまい、普段から教授然とすらしたことのないぼくが、学会の間ずっと理事長然として振る舞い続けたために、心身ともにこたえてしまった。しかしその努力の甲斐あってか、映画好きのインドの友人が「おまえはラスト・サムライのようだった」と言って、面白がっていた。なぜ面白がったのかは今になっても不可解であるが、おかげさまで学会は成功裏に終わり、いまは帰りの機中である。安堵と満足感に包まれ、少々高揚した気持ちでこの旅行記を書いている。毎度のことながら乱筆乱文ご容赦頂きたい。

今回の旅は、吉田敬子先生の御用達で、安くて食事も良いという大韓航空を使い、福岡発ソウル経由アブダビという航路をとることにしたのだが、ソウルからはアブダビを本拠地とするエティハド航空の運行であった。“Good evening, How are you, sir?”と、ウエストを絞ったお洒落なスーツを着こなし、同色のキャメル色の丸帽子をかぶり、思い切り派手に化粧したキャビン・アテンダント（CA）が、いきなり英国風のアクセントで、それも極端な抑揚をつけて話しかけてきた。さすがに、一九六八年まで英国の支配下にあった国だけあって、英語も英国風だなあと感心していたところ、通路を挟んで右隣に座っていた、いかにも〝おっさん〟風の人が、彼女に向かって「あんた、どこの出身？」とストレートな質問をした。彼女は一瞬ためらったが、「タイランド」と答えた。てっきりアラブ美人だと思っていたぼくは意外な感じがした。後でわかったことだが、この国の住人の八七％が貧しい国からの出稼ぎで、少数のアラブ人達は最低年収六〇〇万円という豊かな生活をしており、なかでも給料の高い公務員に人気が集まっているという。しかも、ＵＡＥの女性は、全身黒ずくめの衣装（アバヤ）をまとわなければならないので、ＣＡの制服は着られないはずだ。したがって、エティハドにしてもドバイのエミレーツにしても、ＵＡＥの女性ＣＡはいないということになる。あのおっさんが、悪趣味であるにしろ、ＣＡに出身国を聞いたのもそれなりのわけがあったのだ。

アブダビ空港には翌朝の五時に到着。二時間ほど仮眠を取ってから会議に参加した。開会式には、この国の教育担当大臣が来るという。この人は、王族の一人らしく、現地の人々はみな緊張を隠せないでいた。我々にもドアの前にならんで出迎えて欲しいと言う。後で現地の大会長が教えてくれたことには、この国はとても親日的で大臣閣下も日本人に会うことを楽しみにしていたという。それもそのはずである。Wikipediaによれば、石油と天然ガスの輸入量は日本が一番多いらしい。加えて、今回の学会は、この国の精神医学会としては過去最大のものとなったという。旅立つ直前になまいきな末っ子が「アラブの王様に会ってきてね」と冗談ともつかないことをＬＩＮＥで送ってきたが、期せずして実現したことになる。「これからは父親をばかにするのはやめなさい」と言ってやりたい。

日本からは久我弘典先生を筆頭に元気なＪＹＰＯのメンバーが参加してくれて、アジア各国の若手精神科医たちと積極的に交流していた。例によってノーマン・サルトリウス先生が若手セミナーの講師として来られていて、毎日それも朝から晩まで熱く話し続けておられた。ディナーの席ではいつもの博識を披露し、最後にはトランプ大統領を皮肉って、座を盛り上げておられた。八十歳をゆうに越えているはずである。「なぜそのようにお元気なのですか」と聞くと、「年齢を考えずに、若いときと同じように飛び回り、動き、議論し、論文を読みかつ書くこと。年齢を意識して行動しだしたらそのときから老化が始まるのです」という。

ここで余計な話をすると、この国の女性は、例の黒ずくめのアバヤを着ていて顔（時に目）しか見せていない。しかし大方の女性の目鼻立ちは整っていて、そこにエキゾチックな香りが加わり、実に魅力的なのである。AFPAのfounding presidentとして参加されていた新福尚隆先生もぼくの意見に同感だと言っておられた。この発見をみやげ話として松江の細田眞司先生（日本精神神経学会副理事長の片割れ）に話したところ、「それは顔を覆うから綺麗に見えるのでしょう」と軽くあしらわれてしまった。理屈をこね合うのも面倒くさかったので黙っていた。

かたや男性はみな、顔一杯に髭を蓄え、上から下までゆったりとした白いカンドゥーラを着て、頭には頭巾と丸い輪を被っている。しかも実に多くの人が、カンドゥーラを突き破らんばかりに大きなおなかを突き出して歩いている。裕福なこの国では男性は額に汗して働かないというから、太るのは当たり前であろうか。糖尿病の有病率も半端ではないらしい。そして意外なことに社交不安が多いと聞いた。しかもその理由が面白い。アラブ人は家にこもっていても十分に暮らせるため、外出する機会が少なくても困らない。だから、社交性を身につける機会が乏しく、やがて交際を恐れるようになるのだという。真偽のほどは不明であるが、いままで考えたこともない病理である。社会・文化によりこうも精神疾患の表現が異なるのかと思った。きっと、メランコリー親和型の男性が働き過ぎてうつ病になる、という日本ではおなじみのプロトタイプのことを、この国の精神科医に話してもぴんとこないのではないかと思った。そういえば、マギール大学のローレンス・カーマーヤー教授（比較文化精神医学）に、「うつ病プロトタイプとしてすぐに思いつくケースはなにか」と聞いたとき、「子ども達が巣立ってうつ病を発症する中高生の女性」と答えた。一度、しっかりとしたうつ病の国際比較をしたら面白いだろう。

パソコンから顔を上げてフライトプランをみると、夜の十時過ぎに飛び立った飛行機は、二時間が経ってもまだインドとパキスタンの国境あたりを飛んでいる。この先はヒマラヤ山脈に沿ってその南側を延々と飛び、急な角度で北上して北京市の南に迫り、インチョン空港へと向かうだけである。出されたビビンバでお腹も満ちた。機内には離陸してからずっと泣き止まない赤ちゃんが乗っているが、ＪＡＬの生涯搭乗回数が一二五〇回（注：現在一七三〇回）を越えている私には、当然予想された事態である。書きたいことは山ほどあるが、ウォークマンのイヤホンをしっかり装着して、バッハのカンタータとともにしばらく寝ることにした。

リマで聞いた二つのジョークに感心する

日本を含む世界一三ヶ国で、ＩＣＤ‐11の第六章「精神、行動、神経発達の疾病」の国際共同研究が行われている。診断ガイドラインの信頼性・有用性を検討するための研究である。その打ち合わせの会議がペルーのリマ市で四月二十五日から二十八日まで行われた。

「またまた海外ですか」とくだんの医局長が、これ以上は危ない！と思えるほどにお腹をふくらませている。しかしここで言い負けるわけにはいかない。「今度こそはっきりと言っておく。日本チームが参加するというのに団長が行かないで、お国に恥をかかせるわけにはいかないのだ」と言い返したかったのだが、その大きなお腹に怯んでしまい、「すみません行かせてください」と言ってしまった。

リマまでは、成田からアメリカン航空でロスアンジェルスまで飛び、ラタナ航空を乗り継いでの、片道二四時間の長旅であった。直前に、例のユナイテッド航空の〝乗客引きずり降ろし事件〟が起こり、生々しい現場の様子がYouTubeにアップされたばかりだったので、ラタナ航空に乗り込んだときに、自分の席にすでにヒスパニック系の男性がいて毛布をかけて深々と座っているのを見たときには、さてはダブルブッキングかと搭乗回数一二五〇回の私ともあろうものがうかつにも動揺してしまった。お互いの航空券を見せあうと、たんに相手が間違った席に座っていただけだった。安堵して席に腰掛けようとしたところで、隣の客から「ダブルブッキングだったなら、ユナイテッドから（君を引きずり降ろすために）誰かが呼ばれたところだな」と軽い冗談を言われた。これに周囲が笑った。“You said it!”と軽く受け流したが、かくもあの事件が知れ渡っていることにＳＮＳのもつ凄さと怖さを感じた。

リマの空港に到着したのは夜中の二時過ぎだった。ホテルへの道すがら、ボーと灯いている街路灯の奥にかろうじて家並みが見えた。どの家のどの窓も鉄格子で守られ、塀の上には鉄条網がはられ、あからさまに人を寄せ付けないようにしてある。ところどころ家は廃屋と化していて、いまにも崩れ落ちそうである。幸いホテルは安全な地域にあったが、部屋の窓の外からは遠くに近くにサイレンの音が聞こえてくる。この瞬間、この町では決して一人では行動すまいと堅く誓った。この誓いには次に述べる過去の出来事が大いに関係していたのである。まずそのことから話したいと思う。

かつて南米の大都市サンパウロで双極性障害の学会が開催されたことがある。この時に、同じような荒んだ町の光景を目にしていたのだ。あちこちの街角に銃を携帯した警官の姿が目についた。出発前に、三菱商事に務める従弟に町の治安を確かめた。商事は世界中に駐在員を派遣しているから現地情報に詳しい。すると「お従兄さん、サンパウロの支店長は車で出社しますが、頻回に経路を変えるように指示されています。そうしないと誘拐されてしまうからです」となんとも物騒なことを言う。そこで、あらかじめ世界中どこへでも平気で行けるという織部直弥先生に同行してもらいボディーガードを頼んでいたのである。ところが、なんと彼は、さっさとアマゾンの奥地へ魚釣りに行ってしまった。これではまるで、肝心な時にいなくなる時代劇の用心棒のようではないか。しかたなくタクシーなら大丈夫だろうと思い、昼休みに観光タクシーを調達して、日本人街があるダウンタウンを見に出かけることにした。運転手は英語が話せる人の良さそうな現地の大男だった。雑談をしながら市内を案内してもらい一緒にランチを食べたりした。「自分は午後もあいているよ」と彼はさらに観光を勧めるのだが、午後のプログラムには聞きたいものがあったので帰ることにした。

車が走り出してしばらくしたとき、その運転手がバックミラー越しにぼくの顔をのぞき込みながら、「自分はゲイだ」と言ってきた。

ぼくはリベラルな方なのでＬＧＢＴも性指向の自由として受け入れている。しかしぼく自身はゲイではない。しかも二人きりの車は物騒な町の中を走っている。「ああどうしよう。こういうときははっきりと断るべきなのか。（当たり前である）しかし相手がキレたらどうしよう。このままどこかへ連れ込まれ、あげくの果てはアマゾン川の藻屑と……」などと次々に悪い想像をふくらませていると、「先生にはおれのつらさがわかると思う。おれには女房がいるが彼女はこのことを全く理解してくれない。いつも叱られてばかりいる。どうしたら女房に優しくしてもらえるのか教えてくれないか」と聞いてきた。雑談の中でぼくが精神科医だと知った彼は自分の悩みを相談してきたのだった。話の切り出し方が悪い！と腹も立ったが、一気に立場は逆転した。「知らせないで結婚したんだろうから、いまさら女房にわかって欲しいといってもそりゃ難しいよな。そもそも世界のどこであれ、女房に優しさを期待しても無駄だぞ」と思いながらも、ホテルに着くまで彼の話を傾聴することにした。代金はさほど高くはなかったが、こちらがチップを欲しいくらいのことであった。

話を戻すと、実はリマでは一人で行動する時間など少しもなかったのである。会議は翌日から始まり、朝九時から夕方五時まで続いた。しかもランチもディナーも一緒である。このようなタイトなスケジュールが二日半も続いた。近くには、インカの遺跡マチュ・ピチュ、ナスカの地上絵、アマゾンと、みどころはいくらでもあるのだが、アブダビに続いて、観光にもアトラクションにも行けずじまいであった。

欧米の習わしでディナーの席には連れ合いも参加する。テーブルの向かいに座ったのがコロンビア大学のマイケル・ファースト教授の奥様だった。ファースト先生はロバート・スピッツァー（本書一〇一頁を参照）の弟子で、DSM-Ⅲ以来DSMの改訂に深く関わってきた診断学のエキスパートである。その奥様が日本文学の大の愛好者だった。まず遠藤周作の『沈黙』で話が始まった。最近話題になったハリウッド映画だけではなく、小説も読んでいて、「あなたも読んだか」と聞いてくる。「もちろん読んでいるし、米国の作品ならキャッチャー・イン・ザ・ライやロング・グッドバイは好きだ。ムラカミが最近訳したので久しぶりに読みなおした」と返した。それから話はあちこちへ飛び、やがて「離れ島に三冊の本を持っていくとしたら何を持って行く？」と聞くので、即座に「チエホフ、ドストエフスキー、万葉集」と答えた。ドストエフスキーは通じたのだが、発音をいろいろと変えてもチエホフが通じない。「ロシアの……、短編や戯曲がすごい……」などと説明していると、やがて「ああチェコブのことね（エにアクセント、ただしロシア語でもそうなのかはわからない）。わたしもチェコブはもって行くわね、彼は素晴らしい、中でも『三人姉妹』が好き。ほかにはシェイクスピアとムニャムニャ」というのでさらに意気投合した。ムニャムニャは聞き取れなかったが、チェコブで苦労したので聞き返すのを諦めた。彼女は俳句のことを知っていたので、俳句と和歌との違いを説明して、万葉集をしきりに自慢したところ、「読んでみたい」と言う。そこで「日本に帰ったら英訳本を贈りますよ」と安請け合いをしてしまった。幸い万葉集はMan'yo Lusterとして訳されていて、アマゾンで入手することができた。ひとしきり話し合ったあと、座はここでもトランプ大統領の悪口で盛り上がり、夜も更けて帰る時刻となった。

この夕食会にはＩＣＤ-11の国内導入の仕事を五年近く一緒にやってくれているＮＴＴ東日本関東病院の秋山剛先生も参加していた。レストランからの帰り、二人してバスに乗り込んで出発を待っていると、前の席の上品な中年女性が振り返り、「あなたたちもグランド・ハイアットへ帰るの？」と声をかけてきた。ぼく達の宿がそのような高級ホテルであるはずがない。しかも周りには見知らぬ白人女性が一〇人ほど乗っているだけだった。こりゃいかんと、あわてて降りようとしたとき、秋山先生が声をかけてくれた女性に向かって、「ありがとう。このまま一緒に行っていたら、今夜は皆さんの部屋に泊めてもらわなければならなかったですね」と言った。彼女らも酔っていたのでしょう、恥じらいもなく笑い出し、バスは爆笑に包まれた。

ステップを降りながら、ぼくは彼のジョークの才能を少しばかりうらやましく思った。

（二〇一七年五月三十一日）

二重の不幸

去る三月三日に、第三二回日本精神保健会議、『呉秀三「精神病者私宅監置ノ実況」刊行一〇〇周年記念フォーラム』が、公益財団法人日本精神衛生会（理事長、小島卓也先生）主催で開催されました。開会にあたり、共催者である日本精神神経学会を代表して祝辞を述べてきました（本書一五頁に掲載）。

このフォーラムは、精神衛生会が制作中のドキュメンタリー映画「夜明け前―呉秀三と無名の精神障害者の百年―」の予告編、岡田靖雄氏と橋本明氏の対談、七名の演者によるシンポジウムで構成されていました。会場には当時の資料を展示したスペースが設置されており、そこにカイゼル髭を蓄えた若き日の下田光造先生の写真がありました。下田は呉が各地へ派遣した一二人の助手の一人であり、青森県での実態調査を担当したのです。

家族などの後見人に患者の看護義務を課した「精神病者監護法」が成立施行された明治三十三年当時、全国に精神科病床は約二〇〇〇しかなかったといいます。当時の政府は、病床を増やすのではなく私宅監置を選んだのです。私宅監置には一定の施設基準（牢の大きさなど）があり、そのような施設を用意できたのは比較的裕福な家庭に限られていたのではないかと思われます。しかし、息子や娘あるいは夫や妻を自ら監置せざるを得なかった家族の想いとはどのようなものだったのでしょうか。私宅監置すらできなかった家族は精神疾患を抱える身内とどう向き合っていたのでしょうか。「精神病者監護法」以前に、患者達はどのように扱われていたのでしょうか。ここまで思いをめぐらせて、前近代は人の多様性に寛容だった、と信じたい気持ちで一杯になりました。

私宅監置、低医療費・収容型医療、前頭葉切除術、患者への暴力や過剰な拘束など、精神医療は過去に、個人のレベル、医療のレベル、そして社会のレベルにおいて、悔いを残す行為を重ねてきました。つい最近も、優生保護法の被害者が国家賠償を求めた裁判を起こし、この法律の問題が改めてクローズアップされています。振り返れば誰の目にも間違っていることが明らかな過去であっても、もしも自分がその当時その場にいたならば、どのように振る舞ったであろうかと考えると、定かなことは言えなくなってしまいます。過去に照らしてみれば、今日の臨床で当然のこととされている〝医療行為〟の中にも、多くの不確かさが含まれているはずです。

これらの問題が起きた理由は、かつて精神医学が未熟であったからだ、とする意見もあるでしょう。しかし医学だけの問題として済ますことはできないと思います。あるいは私宅監置や優生保護法にしても、政府だけに責任を負わすことはできない。同じく今から見れば適切でない治療法にしても精神科医だけの責任に帰すことはできない。幻覚妄想で興奮し叫声を上げ不可解な行動をする者、知的障害のために自分の知力で十分に考え行動することが困難な者、未知で不治の感染症（かつてのらい病など）を持つ者などを、躊躇なく隣人として受け入れることができる人がどれだけいるでしょうか。

「この国に生まれた不幸をも二重に背負わされ……」という呉秀三先生の言葉は、当時の施策や制度、貧しい医療財政のみに向けられたものではなく、当時の私たち市民へも痛烈に向けられているのだと読まなければなりません。

人は〝遺伝子の運び屋〟として生まれ、野性として、自分を誇り帰属する仲間や集団を誇りとします。この気持ちは逆に、同じ集団に属していない者、同じ集団のなかでも規範（norm）、マジョリティの考え方や振る舞いとはずれる行動をする者に対しては嫌悪や軽蔑という攻撃心を生み、その者たちを仲間はずれ（いじめや迫害の対象）にしようとします。差別感情は誰にも備わっている感情であり、そうであるが故に、それは外部の力で煽られやすく、逆にある程度は抑制することもできます。しかし完全に取り除くことはできないのです。

昔読んだ本、神谷美恵子の本だったと思いますが、彼女が、らい病の患者を前にして、「なぜ私ではなくあなたがこの重荷を背負っているのか、と考えて、すまない気持ちに襲われた」というようなことを書いていたように記憶しています。不条理に満ちた艱難辛苦の人生を生きながら、誰からも賞賛されることがないばかりか、軽蔑され嫌悪される人々がいる。彼らを前にして、相手への敬意とともに自分への負い目をもつこと。こうすることでしか、野性としての差別感情を自ら封じ込めることはできないのではないでしょうか。

（『九州神経精神医学』第六三巻第三〜四号、巻頭言、二〇一七年）

第五部
キャンパスの風景

九州大学精神科のエートス

　着任してすぐに包み込まれたものは、九州大学精神科のもつエートスであった。それは、臨床と研究への情熱であり、精神療法と精神病理の香りであり、それらすべてを包み込む自由であった。精神療法から神経科学までの、そして周産期から認知症までの専門家がそろっていて、それぞれに一流であろうとしていた。後日になりわかったことであるが、九州大学精神科の優れた研究成果は臨床を蔑ろにして得られたものでは決してない。揺るがない臨床力の上に作られたものなのである。

　これは教室が一〇〇年以上の年月をかけて築き上げた貴重な学風である。

　しばらくして同門会総会に参加し、その顔ぶれに驚いたことも鮮明に覚えている。誰もが知る精神科医たちを会場のあちこちにお見かけしたのである。残念なことに、その方々の多くが現役を退かれていて、私は講義を聴く機会を逸していた。そこで、シリーズで講演会を企画して、再び先達の講義をお聞きしようとした次第である。私の勝手から始まった講演会であったが、どなたも快く引き受けてくださった。この貴重な講演を自分たちだけのものにしてしまうのはもったいないと思い、講演の記録をそのつど雑誌『臨床精神医学』で取り上げていただいた。むろん、講演をお聴きしたい先生は他にも大勢いらっしゃるのだが、私の就任一〇周年に合わせて、これまでの一二人の講演記録をまとめ、それに九州大学の総長を務められた故池田數好先生の講演録と、厚かましくも私の講演録も加えさせていただき、ひとまず出版することになったのである。

話は変わるが、私が入局した慶應義塾大学精神科は、九州大学精神科と類似点が多く、しかも縁が深い。どちらの教室も創設期に下田光造先生が教授を務めている。どちらも同門のなかに小説家、官僚、政治家、基礎の研究者など、精神医学以外の道でもぬきんでた方を大勢有している。加えて、若い方はご存じないかも知れないが、慶應の精神科にとって、辻山義光先生という恩師を忘れることはできないのである。先生は、九州帝国大学を卒業し、昭和二年に下田先生の弟子となり、グリアの神経病理学研究に従事された。その後慶應に入局され、講師（兼任）として、四〇年近く神経病理研究室（のちに神経病理・神経心理研究室）を指導され、保崎秀夫先生、鹿島晴雄先生など、多くの弟子を育てられたのである。昭和五十五年に入局した私でさえ、先輩たちが辻山先生の大きなお人柄を愛し、その学問を畏敬していることを知っていた。当時研究室に遺影があったが、そのお顔を見ながら、遙か離れた九州大学からどうして慶應義塾大学に来られたのか、九州大学精神科とはどのようなところだったのか、とあれこれ思ったことがある。

九州大学精神科は、その創設期にすでに幅広い専門の研究グループが組織され、それぞれの分野に数多くの門下生が育った。流行の学問を追うのではなく、一貫して他に類を見ない独自の臨床・研究を育んできた。当時、彼らの独創的な活躍は西南学派と呼ばれた。読者は、それぞれの演者の講演の中に、今も流れる西南学派の息吹を感じていただけると思う。

（『私の臨床精神医学――九大精神科講義録』まえがき、創元社、二〇一四年）

九州大学精神科の近影

社会構造や産業の高度化につれ、今後ますます精神神経疾患の有病率が増えると予想され、「脳とこころの健康大国」が健康・医療分野の成長戦略の一つの柱となっている。精神医学は、重度の精神病の医学として誕生したが、いまやその対象疾患は大きく広がり、また介入時期も早期発見と発症予防へと前進した。対象年齢においても、周産期から乳幼児期、児童思春期、成年期、老年期、そしてエンド・オブ・ライフ（死の医学）にわたる。

当教室も、子どものこころの診療部と認知症疾患治療センター（神経内科と協働）でライフサイクルの両端をカバーし、主力は成年期疾患を対象として、紹介されてくる難治性疾患の診療に従事している。外来には、強迫症、気分障害、成人の発達障害、てんかん、社会的ひきこもりのための専門外来を設置している。また、入院している他の診療科の患者が併発しやすい、抑うつ・希死念慮、不安、幻覚・妄想、せん妄などへ対応するため、精神科医、看護師、臨床心理士からなるリエゾンチームがこれらの対応を一手に引き受けている。さらに精神科医は、病院を離れ、産業医やカウンセラーとして学生の修学相談や学生・職員のメンタルヘルスの相談を受けている。

ウェストウィングに置かれた現在の病棟は、保護室（一四床）、閉鎖（三九床）・開放（三一床）病棟、身体合併症病床（四床）を備え、措置入院から身体合併症にまで対応できる治療環境をもち、全国有数の医療を提供している。ちなみに、当教室の開講は一九〇六年に遡り、当時の病棟の様子は小説ドグラ・マグラの舞台として描かれ、今もその面影に触れることができる。また、大切に保管されてきた古い診療録は、日本の精神医学史研究の貴重な資料としてアーカイブス化の対象とされ、今に生きている。

次に教室の研究の一端を紹介する。現在、日本学術振興会（科研費A、二件の新学術領域）、AMED（二件の脳科学研究推進プロジェクト、障害者対策総合事業）などから研究代表として研究費を得て、また必要に応じて国内外のトップレベルの研究室と連携しつつ、精神疾患の神経基盤の解明に挑んでいる。たとえば、脳生理研究室では、統合失調症および気分障害にみられる認知機能障害の神経生理学的マーカーを明らかにし、これらの知見をハイ・インパクト・ジャーナルに報告してきた。分子細胞研究室では精神疾患の病態にミクログリアの異常を明らかにし、患者の末梢細胞からミクログリアあるいはニューロンを誘導する革新的技術（国際特許出願）を確立し、その臨床研究への応用へと進んでいる。行動療法研究室は、強迫症・ためこみ症に特化した治療法の開発と疫学研究、生物学的研究を継続的に実施し、本邦においてこの領域をリードしている。児童精神医学研究室は、国内のトップリーダーとして周産期精神医学の分野を開拓している。さらに、老年精神医学研究室は、久山町研究の認知症プロジェクトに二〇〇五年から参加しており、生活習慣とアルツハイマー病との関係を浮き彫りにした画期的な研究にキープレイヤーとして貢献し、Nat Rev Neurology (2017) からその成果のレビュー論文の執筆を依頼されている。

教室には、毎年一〇名前後の後期研修医が新たに所属し、二〇名強の大学院生が常時在籍している。和気藹々とした雰囲気の中、歴史と伝統を誇りに、新たな精神医学を築くことを目標として、また来たるべき時代に合わせて変化できる教室として、さらに発展しようとしている。

(『学士鍋』第一八二号：精神病態医学分野、二〇一七年)

勝利を勝ち取って欲しい

テニス部の顧問になったのが、二〇〇九年でしたから、今年で六年目を迎えます。この間、二〇一三年の夏には西日本医科学生総合体育大会の、二〇一四年の春には九州山口医科学生体育大会の主管校として、部員一同、見事に大会を運営しました。これもＯＢ／ＯＧのご支援が無ければ決してできなかったことであり、心より感謝申し上げます。

西医体ではコートドクターを一日務め、女子部の対抗戦を観戦しました。午後二時頃、海の中道のコートは無風の炎天下にあり、観ているだけで息苦しいほどでした。ある主将同士のシングルス戦に目がとまりました。ネットプレーはほとんど無く、ラリーは長いときには五分近くにもなるでしょうか。一方の選手はただひたすら相手のボールを打ち返しています。他方の選手は、ときどき揺さぶりをかけ、相手の球足が短くなるチャンスを狙っています。通りすがりの他人には変化の無い眠くなるような光景です。やがてポイントが決まると、甲高い歓声が上がります。それぞれの選手達のもとへと仲間が駆けより、飲料水とタオルを渡したり、大きなパラソルを広げて日陰を作ってあげたりします。そしてふたたび選手達は打ち合いに戻っていきます。試合の勝敗はこの一戦にかかっていました。両者とも体力を消耗しつくし、気力で戦っていたに違いありません。やがて一球の差がゲームを決し、一ゲームの差がセットを決し、流れは二転三転しながら、じりじりと試合は決していきます。

この光景にひき込まれているうちに、四〇年前の自分自身の試合の記憶がよみがえってきました。しかもそれが昨日のことであったかのような錯覚に陥ったのです。それからテニスの思い出が次から次へと浮かんできました。毎日の朝練と放課後のランニング、信州での夏合宿、リーグ戦での緊迫した試合の数々、遠征した東日本医科学生総合体育大会戦、留学中に諸外国の友人と楽しんだテニス、医局の仲間とのナイターなどです。そしてこれらの記憶がかけがえのない豊かなものであることに気づいたのです。

話はそれましたが、学生の試合でもプロの試合でも、実力が均衡して競り合っていると、試合の流れが変わる潮目が何度か訪れます。リードしていたのに追いつかれ逆転されそうになるときは、こちらの弱点を見抜かれ、相手が戦い方を変えたのかも知れません。こちらの体力や集中力が切れたのかも知れません。心に迷いや油断が生じているのかも知れません。むろん同じことは相手の選手にも起こります。実力に極端な差が無いのであれば、試合を決するのは、この流れの変化を読み、作戦や気力を立て直せるかどうかにかかっていると思います。

前回の部誌（平成二十三年度）の挨拶にも書きましたが、九州大学医学部の硬式庭球部員のマナーの良さはさすがに見事です。そして誰もが大きな目標に向かって精一杯努力していて、その顔はいつも輝いています。近い将来、必ずチャンスはやってきます。そのときに、チャンスをしっかりと摑めるように、常日頃から一球一球を大切にして練習に励んでください。そして試合では、頭を使い、心を強くして、粘り勝つことを良しとして下さい。

若い頃のテニスの思い出は限りなく大切な記憶として残ります。現役の諸君には、是非とも、一生の宝となる勝利の感激を経験して欲しいと思います。

（九州大学医学部硬式庭球部部誌より、二〇一五年）

負けず嫌いのすすめ

二年前の九月のことです。研究の打ち合わせのためにニューヨークのコロンビア大学精神科を訪問しました。ちょうどUSオープンが開催されていて（実を言うと、USオープンにあわせて訪米したのですが）、ベスト8の錦織圭対マレー戦を観ることができました。圭はファイナル・セットを七―五で勝っています。今年のUSオープンの対チリッチ戦でもファイナル六―四でしたが、圭はファイナルセットまでもつれ込んで強い相手をたおすことで知られています。これはなぜでしょう。

実は対マレー戦の前日に、ニューヨークに滞在されていた圭のご両親と夕食をご一緒する機会があり、とても印象深い話をお聞きしたのです。彼は子どもの頃から足が速く、動体視力が極めて優れていたようです。しかし親ですら驚くほどと認めたのは「負けず嫌い」と「集中力」だったのです。たとえば、試合に負けると悔しさを抱えて落ち込んでしまい、自分の部屋に閉じこもってしまうそうです。こうなると親ですら声をかけることもできず、部屋から出てくるまでそっと見守るしかなかった。また集中力を維持するため、一緒に試合地に来ていても両親との接触すら断つそうで、トーナメントが終わるまで会えない、というのです。この話を聞いて、持って生まれた運動能力に加えて、負けず嫌いと集中力の鍛錬が圭のプレーを強くしたのだと思いました。

学生の皆さんは、医学教育改革の流れの中で、練習の時間を捻出することがますます大変になっていくと思われます。しかも自前の練習コートをもたないという不利な環境におかれています。それだけに、限られた練習時間をどう生かすか、工夫が必要です。その一つとして、一段の負けず嫌いと集中力をもって練習に臨んではどうでしょう。そして「苦しく競る試合では勝つ」というテニスを身につけて欲しいと思います。この競り勝つ力は、硬式庭球部で養える強靭な身体とフェアプレーの精神とも併せて、医師や医学者として成長していく上で、きっと皆さんの財産になります。

ぼくは顧問に就任して九年になり平成三十年をもって引退します。この間、西日本医科学生総合体育大会（西医体）では男女ともに準優勝にとどまったものの、九州山口医科学生体育大会では、男子が優勝一回、女子が優勝三回を達成しました。平成二十五年には主管校として炎天下に西医体のお世話をしたことも良い思い出として残っています。これからも弛まぬ練習をもって、西医体さらには全日本医科学生体育総合大会での優勝をつかんで欲しいと思います。朗報を待っています。

（九州大学医学部硬式庭球部部誌より、二〇一八年）

第六部

『医学と福音』より

医学と道徳律

YouTubeで、リチャード・ドーキンスが無神論を説く講義や討論を見ていて、関連動画から、キリスト教を信仰する二人の科学者にたどり着くことができた。

一人は、ヒューマン・ゲノム・プロジェクトのリーダーとなり、その後は米国NIH研究所長を長く務めているフランシス・コリンズである。彼自身、かつては無神論者であったが、クライブ・S・ルイスの*Mere Christianity*（和訳では「キリスト教の精髄」）に触れ、揺るぎない信仰が芽生えたという。もう一人はオックスフォードの数学者で、著書に*God's Undertaker*があるジョン・レノックスである。激昂して宗教を否定するドーキンスが、彼らとの対論のなかで、徐々に顔色を失っていくのがわかる。コリンズもレノックスも、科学が観測し解明できることには限界があり、神の存在証明は科学の可能性の外にあり、信仰と科学は両立すると主張する。私も、彼らのように、科学とキリスト教とをそれぞれ信じることができる。

一方医学は、科学の手法を用いるものの、それが倫理的、人間的であることを前提とする人の営みである。したがって信仰と医学は、両立を越え、互いに補完し合うべきものではないかと考える。出生前診断、遺伝子操作、脳死臓器移植、尊厳死等に見るように、医療技術の進歩とその商業的な転用は、神から与えられた道徳律としばしば衝突する。そして道徳律のすべてが満たされないときに、何を優先するかを選ばざるを得ないことがある。

この衝突は、キリスト者医科連盟が避けては通れない問題である。少なくともここで言えることは、命とは何か、命に違いはあるのかと懊悩する私たちの意識のなかに、神の存在が現れているということではなかろうか。

（『医学と福音』六八巻一号、二〇一六年）

命のゆくえ

先進国のカップルが途上国の女性に代理出産を依頼する、いわゆる代理母ビジネスの記事を目にした。この商売がただちに不快なものとして映るのは、富む者が貧しい者の子宮を道具として利用しているからに他ならない。

かつて「命は授かりもの」であった。ところが、今日、バイオテクノロジーは、人為的にデザインして、新たな生命を作り出すことすら可能にしつつある。「命を好きなように作れる」世界では、命はどのような意味をもつのだろうか。

代理母が出産した子どもがダウン症だったとして、依頼した夫婦が子どもを引き取らなかったという話もある。命は誰のものだろうかと、深く考えさせられる事態である。この話と不可分なのが、出生前診断と中絶である。生物医学的な欠陥をもつ命は選別しても良い、というこの思想は、つい最近まで優生保護法（一九九六年廃止）の名の下に実行され、重度の知的障がいと精神障がいなどを断種の対象としてきた歴史を持つ。翻って、亡くなっていく命に目を向けるならば、命の自己決定（あるいは家族の代行決定）を認める尊厳死、さらに安楽死は、命のもつ無条件の尊さ、神聖さを放棄しても良いと言うことなのだろうか。

授かる命を前にして、人はその力の限界を認め、恩寵を感じ取ってきた。だからこそ、思い通りにならないことや、予期せざる出来事を宿命として受け入れようとしてきた。はたしてバイオテクノロジーが進歩するなかで、驕り高ぶることなく、この自覚を見失わずにいられるだろうか。

ここに挙げた疑問は、キリスト者医科連盟の重要なテーマで有り続けるはずである。なぜならば、生命の現象は生物医学の対象であり、命の意味は哲学と宗教の問いであり、その両者を知ろうとするのがキリスト者医科連盟だからである。

付記：

この原稿を書いている最中の四月十四日に、熊本地震が起きました。お亡くなりになられた方々やご遺族の皆さまのことを思うと、心がとても痛みます。そして、被災された方々に心よりお見舞いを申し上げます。

（『医学と福音』六八巻五号、二〇一六年）

心の病をもった命について考える

重い心の病を抱えた者は、平安時代「物狂い」「狐憑き」、江戸時代初期からは「きちがい」と呼ばれ、迫害され、人として見なされなかった歴史がある。しかも近年においては、合法的に断種の対象とされたことすらある。

差別は誰の内にも生まれうる。人は身を守るために、本能的に、自分と違うもの、よく分からない対象を避けようとし、不快、恐怖、軽蔑、憎悪の感情や攻撃心を抱くからである。重い心の病を持つ者の言動は、時に不可解なことがある。だから、心の病を差別と偏見をもって見るのである。

しかしこれは、心の誤作動である。私たちは常に、差別する自分を捉え、思い込みから自己を解放し、差別の実態を知り、多くの立場の人と出会い、繊細な精神で考え続ける必要がある。

「自分を低くして、この子どものようになる人が、天の国でいちばん偉いのだ。」（マタイ一八：四）「あなたがた皆の中で最も小さい者こそ、最も偉い者である。」（ルカ九：四八、マルコ九：三五）などの聖句にあるように、イエスは自分を低くすることを命じ、差別したがるわれわれの心を常に戒めている。そして、「わたしの兄弟であるこの最も小さい者の一人にしたのは、わたしにしてくれたことなのである。」（マタイ二五：四〇）には、弱さこそ最も聖なるものである、というメッセージが込められている。

（『医学と福音』六八巻五号、二〇一六年）

命とはなにか

はじめに

生命（いのち）を操作する技術（バイオテクノロジー）が、人の生命の始まりと終わりに介入しようとしている。このこと自体の是非は、科学技術にその答えを求めることはできない。バイオテクノロジーをどう使い、どう使わないのかという問いは、倫理学・哲学・宗教の問題である。しかも、出生前診断、遺伝子操作、脳死臓器移植、延命装置などの進歩に見るように、技術の進歩は、医師の職業倫理だけでは適切に対処できなくなっている。このような先端医療の基盤となる倫理を、「医療倫理」と呼ぶことが多い。

生まれていいのは誰か

先進国のカップルが途上国の女性に代理出産を依頼する、いわゆる代理母ビジネスについては、『医学と福音』誌五号巻頭言（本書二四六頁）ですでに触れたことであるが、人身売買を目的とした「赤ちゃん工場」が貧困国で摘発されることもあるという。こうした、精子卵子の売買、代理母への金銭授与などにより、生まれてくる子どもが市場で交換可能な商品と見なされてしまい、人間の尊厳が貶められるおそれがある。(1)

生殖補助医療の技術進歩で、絨毛、羊水、あるいは母体血（ＮＩＰＴ）などを用いて、ダウン症などの先天的障がいの有無を知ることができる（出生前診断）。また、体外受精により卵割が進んだ二～三日後の胚から一～二個の細胞を取り出して、染色体あるいは遺伝子を調べる着床前診断も可能となっている。着床前診断は、日本では限定的に行われているが、海外では男女の産み分けを目的として利用されたり、イギリスではなんと、病気の兄姉の治療のために、臍帯血移植や骨髄移植のためのドナーとすべく胚が選別され、「救世主兄弟」として育てられたりしているという。

どのような子どもをもつか、子どもを持つためにどのような手段を用いるかを決める権利は女性とカップルにある、という主張を「リプロダクティブ・ライツ」と呼ぶ。一方で、出生前診断や着床前診断などの生殖補助医療は、障がいをもつ者の生きる権利および生命の尊重の否定、障がい者は不幸だという「健常者のエゴ」があるとして批判されている。

死んでいいのは誰か

次に、エンド・オブ・ライフにおいて、亡くなっていく生命に目を向けてみたい。ここには、生命の自己決定（あるいは家族の代行決定）を認める尊厳死の問題が横たわっている。すなわち、医療行為を終わりにして欲しいという、当事者たちの自己決定権は、どこまで許容されるべきなのかという問題が議論されている。生物学的生命を維持することが、人間の生命の意味や尊厳に反すると主張される時、では、いつまで生命を維持するか、いつ止めるか、すなわち生と死の境をめぐる具体的な判断が問われることになった。(2)

生命の被贈与性と尊厳

生まれてくる生命にしろ、亡くなっていく生命にしろ、生きるに値しない生命の存在を認めることは、すべての生命は同じ価値を持ってはいない、と主張することに他ならない。「授かる生命」、「ゆだねる生命」を前にして、古来より人はその力の限界を認め、神の恩寵を感じ取ってきた。「生命の質」を比較考量するということは、生命のもつ無条件の尊さ、神聖さを否定することではないのか。

プロテスタント神学者ウィリアム・メイは、「予期せざる生命を受け入れる姿勢」を失えば、家族、そして社会という人類の共同生活は成り立たない、という。(3) 倫理学者マイケル・J・サンデル氏は、「いのちは神から与えられる、という被贈与性が失われるならば、道徳の輪郭を作っている、謙虚、責任、連帯に変容がもたらされ、あるいは運平等主義がゆらぐならば、障がい者や高齢者、貧困者を支援する福祉制度の成立基盤を掘り起こしてしまうかもしれない」と述べている。(4)

この、「生命は神から与えられる」という被贈与性とともに、バイオテクノロジーによる人間改造を規制するのが、「人の尊厳」の存在である。キリスト教倫理では、人の尊厳を、人が神の似姿に造られ、イエス・キリストの死によって贖われた存在であるがゆえのものとして理解する。

ここで、牧師で神学者でもある、岡山孝太郎氏の言葉を引用したい[5]。

「機能や能力をうしなっても、なお人間であるということこそ、また、そのあり得るがままで生きることが承認されねばならないということこそ、生命の原点である。『弱さこそ聖なるものである』という主張は、生命を包む優しさ、いたわり、思いやり、相互の理解と協力、連帯と共存を導き、これらこそが、人間として生きるために不可欠なものである」。

おわりに

バイオテクノロジーの革新とその商業的な転用に対して、倫理、法律が追いつかない状況が生まれている。わたしたちは、バイオテクノロジーの進歩と共に、生命とはなにか、生命の質とはなにか、と止むことなく考えていくことになるだろう。

古来、「生命は授かりもの」であった。人は神により生かされて生き、御手のうちに死んでいった。しかし今や、人為的にデザインして生命を作り出す権利と、生命を放棄する自己決定権が議論されている。バイオテクノロジーは、今後も進歩し続けるに違いない。「生命を好きなように操れる」ようになった世界では、生命はどのような意味をもつのだろうか。

ここに挙げた疑問には、単純な答えはない。しかし、命とは何か、命に違いはあるのかと懊悩する私たちに、神はつねに共におられる。

文献
（1）霜田求ほか、医療と生命、ナカニシヤ出版、二〇〇七
（2）浜口吉隆、キリスト教からみた生命と死の医療倫理、東信堂、二〇〇一
（3）島薗進、いのちを〝つくって〟もいいですか？（一一四頁にメイの言葉）、NHK出版、二〇一六
（4）マイケル・J・サンデル、完全な人間を目指さなくてもよい理由、ナカニシヤ出版、二〇一〇
（5）岡山孝太郎、生命の意味を問う、安平公夫監修、生命の意味1、一一五―一二七頁、思文閣出版、一九九二

（『医学と福音』六八巻一〇号、二〇一六年）

第六八回キリスト者医科連盟総会を終えて

唐津で行われた第六八回総会には、一五〇人を上回る方に参加していただきました。心より感謝いたします。二〇一四年十月二十二日を第一回として、二〇回におよぶ準備会と執行部会議などを重ね、準備を進めてきました。それでも、予定通りにプログラムが進行できずに、ご迷惑をおかけしたことも多々ありました。この紙面を借りてお詫びいたします。

キリスト者医科連盟総会では、聖書と賛美歌に包まれて、静謐な時が流れます。参加者がみな、クリスチャンであるという絆で結ばれているせいでしょうか。安心して時を共有することができます。その中にいると、多くの方の講話からは、聴く人それぞれに大切なことを、深く心に刻むことができます。加えて、どなたもが神の御心にそった生き方をされているからでしょう。すべての方との出会いが心地よく、その生きる姿勢からは多くのことを学ばせていただけます。

毎日多忙な生活をしていると、目前の予定や問題をこなすことだけで精一杯になりがちです。日曜にも用事が入ることが続き、ふとした時に、礼拝から足が遠のいていることに気づいて、情けない気持ちになります。そのような時に、新しい『医学と福音』誌が届くと、それを手にしただけで、自分の信仰を確認することができます。そのようなわたしにとって、総会の三日間は、クリスチャンとしての一年を振り返り、次の一年へ向けた気持ちをしっかりと作り上げるための欠かせない機会です。

総会が終わり、大勢の方に「思い出に残る良い会でした」と言っていただくことができ、福岡・佐賀部会の一同は、苦労も疲労も癒えたように思います。一方で、来年の総会に向けて、柏木哲夫先生を会長とする大阪部会の準備が始まっていると思います。これからの遠き道のりの上に、主の恩寵がありますようにお祈りいたします。そしてまた、今年と同様に、大勢の方と大阪でお会いできることを心より楽しみにしています。

（『医学と福音』六八巻一〇号、二〇一六年）

追記：総会の準備、運営を一緒にしてくださった十時忠秀副会長、青戸雄司事務局長、平田道彦実行委員長、鶴澤礼実会計担当、黒瀬晶子書記、そして多くの福岡・佐賀部会の皆様方に、心より御礼を申し上げます。

あとがき

私はこれまで、慶應義塾大学、山梨大学、そして退職を控えた九州大学の医学部で精神医学を教えてきた。医学部での生活には、優れた人材を優れた医師へと育てる喜びがある。振り返って今、学生との長い間の交流を介してこう思うようになった。よく「知的には優秀だが医師に向かない医学生が増えた」と言われる。しかし、慶應大でも山梨大でもそして九州大でも、一定の割合で、天才的に医師に向いている学生がいる。彼らは、優れた知能に加えて、人を「援助するこころ」を備えており、援助行動を一瞬たりとも躊躇しない。そして大半の学生は、優れた指導医の下で医師としての経験を積むうちに、「援助するこころ」を身に付けていく。

かつてゆっくりと時間が流れていた私の大学生活も、年々、学会活動や官庁系の会議で多忙になり、学生はおろか若手の医師達とも、カンファレンスや回診、ときに開く輪読会でしか会えなくなっていった。教授は忙しくしていて、なかなか会えない、という苦情が聞こえてきそうであった。そこで、教室通信Enigmaと題して、私が出会った人々や見た風景、私が考えていることや関心をもっていることなどを伝えることにした（本書第四部）。私は、この教室通信の挨拶文を書くことを毎回とても楽しみにしていた。

話は変わるが、東日本大震災後の福島県や岩手三陸地域で、こころのケアチームの相談活動に参加しだして今年で七年になり、東北支援は教室のルーチンとして定着した。医師は、多忙な臨床に追われていると、とかく医療技術の提供だけで精一杯になりがちである。東北支援を敢えて生活の一部としたことで、自分たちが「人を助ける」職業に就いていることを、そしてその責任や誇りを、折に触れて確認することができたのではないかと思う。また、精神科医療へ繋ぎたくても精神科医がいない東北の寒村で、こころのケアチームの粘り強い傾聴と相談が、精神症状の悪化をなんとか食い止めているのではないか、と思われる状況に何度となく出会うことができた。とは言えども、ケアチームによる最大限の努力と現代精神医学のすべてをもってしても、重度精神疾患の発症を十分に予防することは難しいだろう。

愛する家族や愛しい人が重い病を発症するとき、目の前に姿形は見えても、かつて知っていた相手とはもう会えないのだ。本人の苦しみは言わずもがな、家族は癒える日のない対象喪失反応を抱える。だから私たちは、精神疾患を「治す」さらには「予防する」手段を手に入れなければならない。研究者として精神疾患の病態研究に従事してきた私は、後進達がいつの日にかこの究極のゴールに到達してくれることを願ってやまない。

かたや自らの臨床経験を通して私は、「精神科医とは一生をかけてなっていく職業である」と思えるようになった。精神科医は、知を用いて脳と神経の診断・治療をし、「共感」を手段として、すなわち自分のこころを用いて、相手のこころを知ろうとし、相手のこころに働きかけようとする。自らの苦悩体験でつかんだものが、相手の苦悩を想像し、共感できる土台になる。経験は共感に先立つのである。たとえば、目の前で津波にさらわれる子どもを助けられなかった親の絶望的な悔恨と喪失感に、軽々と「あなたの辛さはよくわかります」とは誰も言うまい。それでも、さまざまな苦悩体験でつかんだものを積み重ねるならば、自分のこころの上に、相手のこころを、より似せた形で重ね書きすることができるようになるはずである。

本書は、一六年近く勤務した九州大学を退職する記念として纏めたものである。これで医学部卒業以来、精神科医として考えてきたことは、本書と前作の「思索と想い―精神医学の小径で」（二〇一四年）とをもって、一通り書き残すことができた。また二〇一四年には、うつ病についての私の学説を、著書「うつ病の論理と臨床」として世に問い、ひとたびピリオドを打つことができた。

福岡での生活は、私の人生に実に多くの思い出を残してくれた。特に教室にいると、誰かが決まって知的な刺激を与えてくれて、多くのことを学び、そして書くことができた。九大精神科で精神医学をともに学ぶことができた同僚達、そしてそのような教室を支えてくれた多くの同門達に心から御礼を申し上げたい。

また、長野の過疎地で地域医療を守りながら、三人の娘達を育ててくれた妻と、そして今は東京に暮らすその三人の娘達にも、心から感謝したい。家族はみな福岡が好きで、しばしば遊びに来てくれたが、それぞれの事情があり、この地でともに暮らすことは叶わなかった。人生の旅路で、ある道を選ぶということは、ほかのある道を選べないということに他ならない。

万葉歌三首を惜別の気持ちとともに紹介したいと思う。歌に出てくる荒津とは奈良時代の記録にすでにある地名で、偶然にも私が福岡で居を構えていた地区（中央区荒戸三丁目）一帯のことである。かつて博多湾の入江はここまでせまっており、荒津湊は、大陸とあるいは都とを結ぶ船が停泊する場所だった。

万葉集第一二巻

しろたへの　袖の別れを　難《かた》みして　荒津の浜に　宿りするかも（三二一五）

草枕　旅行く君を　荒津まで　送りぞ来ぬる　飽き足らねこそ（三二一六、右の歌への返歌）

荒津の海　吾れ幣奉《ぬさまつ》り　斎《いは》ひてむ　早帰りませ　面変りせず（三二一七）

最後に、出版に際し九大精神科同門会のご支援を頂けたことを感謝し記しておきたい。そして丁寧に原稿を校閲・校正し、意匠の美しい本へと仕上げてくださった九州大学出版会の奥野有希様に御礼申し上げる。書き残したいことはまだ山ほど有り、感謝の意を伝えたい相手は大勢いるのだがきりがない。以上をもって本書の筆を擱くことにする。

二〇一八年のクリスマスを前にして
神庭重信

〈著者紹介〉
神庭重信（かんば　しげのぶ）
九州大学医学研究院精神病態医学分野　教授

福岡県生まれ。1980 年、慶應義塾大学医学部を卒業し、同精神神経科に入局。1982～1987 年、米国メイヨ・クリニックにて、精神薬理学リサーチ・フェローののち、精神科レジデントを修了、精神科アシスタント・プロフェッサーとなる。帰国後、慶應義塾大学医学部講師（一時期、漢方クリニック併任）を経て、1996 年より山梨大学精神神経医学講座教授。2003 年より現職。
原著論文は英文原著（PubMed）340 以上、著書は『うつ病の論理と臨床』（弘文堂、2014）、『思索と想い―精神医学の小径で』（慶應義塾大学出版会、2014）、『「うつ」の構造』（神庭重信・内海健編著、弘文堂、2011）、『「うつ」の舞台』（内海健・神庭重信編著、弘文堂、2018）など多数。
主な学会役職は日本精神神経学会理事長、国際双極性障害学会副理事長、日本うつ病学会前理事長、アジア精神医学会連合前理事長など、その他の主な公的役職は文科省科学技術・学術審議会（脳科学委員会）委員、厚生労働省社会保障審議会（ICD−11 委員会）専門委員、日本医療研究開発機構（AMED）プログラムオフィサー、日本学術会議連携会員、WHO the International Advisory Group for Training and Implementation for ICD−11、日本専門医機構前理事、学校法人福岡女学院評議員など。

思量《しりょう》と願《ねが》い
――精神医学の風景――

2019 年 1 月 31 日　初版発行

著　者　神庭　重信
発行者　五十川　直行
発行所　一般財団法人　九州大学出版会
〒 814-0001　福岡市早良区百道浜 3-8-34
九州大学産学官連携イノベーションプラザ 305
電話　092-833-9150
URL　http://kup.or.jp/
印刷・製本／シナノ書籍印刷（株）

© Shigenobu Kanba 2019
Printed in Japan　ISBN978-4-7985-0252-6